AF002812

Kohlhammer

Rat + Hilfe

Fundiertes Wissen für Betroffene, Eltern und Angehörige –
Medizinische und psychologische Ratgeber bei Kohlhammer

Eine Übersicht aller lieferbaren und im Buchhandel angekündigten Ratgeber aus unserem Programm finden Sie unter:

 https://shop.kohlhammer.de/rat+hilfe

Praxedis Kaspar-Schmid
Andreas R. Gantenbein

Leben mit Migräne

Erfahrungen und Ratschläge einer
Patientin und ihres Neurologen

Mit einem Geleitwort von
Prof. Dr. med. Hans Christoph Diener

Verlag W. Kohlhammer

Dieses Werk einschließlich aller seiner Teile ist urheberrechtlich geschützt. Jede Verwendung außerhalb der engen Grenzen des Urheberrechts ist ohne Zustimmung des Verlags unzulässig und strafbar. Das gilt insbesondere für Vervielfältigungen, Übersetzungen und für die Einspeicherung und Verarbeitung in elektronischen Systemen.

Pharmakologische Daten verändern sich ständig. Verlag und Autoren tragen dafür Sorge, dass alle gemachten Angaben dem derzeitigen Wissensstand entsprechen. Eine Haftung hierfür kann jedoch nicht übernommen werden. Es empfiehlt sich, die Angaben anhand des Beipackzettels und der entsprechenden Fachinformationen zu überprüfen. Aufgrund der Auswahl häufig angewendeter Arzneimittel besteht kein Anspruch auf Vollständigkeit.

Die Wiedergabe von Warenbezeichnungen, Handelsnamen und sonstigen Kennzeichen berechtigt nicht zu der Annahme, dass diese frei benutzt werden dürfen. Vielmehr kann es sich auch dann um eingetragene Warenzeichen oder sonstige geschützte Kennzeichen handeln, wenn sie nicht eigens als solche gekennzeichnet sind.

Es konnten nicht alle Rechtsinhaber von Abbildungen ermittelt werden. Sollte dem Verlag gegenüber der Nachweis der Rechtsinhaberschaft geführt werden, wird das branchenübliche Honorar nachträglich gezahlt.

Dieses Werk enthält Hinweise/Links zu externen Websites Dritter, auf deren Inhalt der Verlag keinen Einfluss hat und die der Haftung der jeweiligen Seitenanbieter oder -betreiber unterliegen. Zum Zeitpunkt der Verlinkung wurden die externen Websites auf mögliche Rechtsverstöße überprüft und dabei keine Rechtsverletzung festgestellt. Ohne konkrete Hinweise auf eine solche Rechtsverletzung ist eine permanente inhaltliche Kontrolle der verlinkten Seiten nicht zumutbar. Sollten jedoch Rechtsverletzungen bekannt werden, werden die betroffenen externen Links soweit möglich unverzüglich entfernt.

1. Auflage 2024

Alle Rechte vorbehalten
© W. Kohlhammer GmbH, Stuttgart
Gesamtherstellung: W. Kohlhammer GmbH, Stuttgart

Print:
ISBN 978-3-17-044566-6

E-Book-Formate:
pdf: ISBN 978-3-17-044567-3
epub: ISBN 978-3-17-044568-0

Geleitwort

von Hans Christoph Diener

Die Migräne ist mit Abstand die häufigste neurologische Krankheit. Sie ist eine Krankheit, bei der immer noch erstaunlich viele Vorurteile bestehen (»Es ist alles psychisch« …), und in weiten Kreisen der Bevölkerung und der Ärzteschaft findet sich ein mangelndes Wissen über die Pathophysiologie und die Behandlungsmöglichkeiten. Als ich von 1969–1975 Medizin in Freiburg studierte, kam die Migräne im Medizinstudium überhaupt nicht vor. In meinem Psychologiestudium kam die Migräne vor, aber unter der Rubrik psychosomatische Erkrankungen ohne organische Ursache.

Seitdem hat sich sehr viel geändert. Wir haben, basierend auf tierexperimentellen Modellen und Untersuchungen am Menschen, die meisten Aspekte des Zustandekommens der Migräne verstanden. Dies führte auch zur Entwicklung ganz neuer Medikamente zur Behandlung akuter Migräneattacken, den Triptanen. Anfang der neunziger Jahre des letzten Jahrhunderts hatten plötzlich viele Patientinnen und Patienten mit Migräne zum ersten Mal in ihrem Leben Zugang zu einer wirksamen Behandlung akuter Migräneattacken.

Wie in der Lebensgeschichte von Frau Kaspar-Schmid zu lesen ist, waren die Triptane aber nicht die Lösung des Problems. Eine zu häufige Einnahme der Triptane konnte zu einer Zunahme der Migräneattacken führen und zu einem medikamenteninduzierten Dauerkopfschmerz. Dieser musste dann sehr schmerzhaft und eingreifend durch einen Medikamentenentzug behandelt werden.

Ein weiterer wichtiger Aspekt der Behandlung der Migräne waren Maßnahmen zur Migränevorbeugung. Hier gab es medikamentöse und nichtmedikamentöse Ansätze. Die anfangs zur Verfügung stehenden Migräneprophylaktika waren bzgl. ihrer Wirkung alle zufällig entdeckt worden, da sie ursprünglich für andere Indikationen entwickelt worden waren. Die neueren Erkenntnisse zur Pathophysiologie der Migräne, insbesondere der Rolle von CGRP (Calcitonin Gene-Related Peptide), führten dann zur Entwicklung von monoklonalen Antikörpern gegen CGRP oder den CGRP-Rezeptor oder zu Substanzen, die direkt am CGRP-Rezeptor angreifen. Die monoklonalen Antikörper gegen CGRP oder den CGRP-Rezeptor waren ein Durchbruch in der Prophylaxe der Migräne, da sie nicht nur hochwirksam sind, sondern auch sehr wenige unerwünschte Arzneimittelwirkungen haben. Angesichts des hohen Preises sind allerdings die Hürden hoch, um Patienten einen Zugang zu diesen Medikamenten möglich zu machen. Auch diese Erfahrungen hat Frau Kaspar-Schmid gemacht.

Die Lebensgeschichte von Frau Kaspar-Schmid zeigt, wie massiv die Krankheit Migräne in ein Leben von der Kindheit bis ins Alter eingreift. Ich habe als behandelnder Arzt auch meinen Patientinnen und Patienten Ratschläge zu einer geregelten Lebensführung inkl. einer gesunden Ernährung gegeben. Heute frage ich mich, ob das strikte Einhalten dieser Empfehlungen wirklich eine positive Auswirkung auf die Migräne hatte. Wenn ich mich recht erinnere, hatten einige meiner Migränepatientinnen und -patienten, die ein chaotisches Leben führten, keineswegs mehr Migräneattacken als diejenigen, die außerordentlich streng alle Aspekte ihres Lebens kontrollierten.

Die Leidensgeschichte von Frau Kaspar-Schmid zeigt, welche massiven Einschränkungen der Lebensqualität und der Lebensplanung mit einer Migräne einhergehen können. Erfreulicherweise sind nicht alle Patientinnen und Patienten so schwer betroffen. Die andere gute Nachricht ist, dass es immer mehr wirksame und verträgliche Medikamente zur Akuttherapie und Vorbeugung von Migräneattacken gibt.

Prof. Dr. med. Hans Christoph Diener
Leiter der Abteilung für Neuroepidemiologie an der Universität Duisburg-Essen, bis 2016 Direktor der Universitätsklinik für Neurologie, des Westdeutschen Kopfschmerzzentrums und des Schwindelzentrums Essen

Inhalt

Geleitwort 5
von Hans Christoph Diener

Vorwort 9
von Andreas R. Gantenbein

Migräne leben – ein Erfahrungsbericht 11
von Praxedis Kaspar-Schmid

Migräneslogans I: Allgemeines 62

Dialog zwischen einer Migränepatientin und ihrem Neurologen 64
    Fünfzehn Fragen an meine Patientin 64
    Sechzehn Fragen an meinen Neurologen 70

Migräneslogans II: Erklärungsmodelle 75

Migräne – Praktisches und Theoretisches zur Behandlung und Bewältigung 79
    Die drei Säulen der Migränebehandlung 79
    Werden Sie BEST-Expertin oder -Experte 84

Migräneslogans III: Therapeutische Empfehlungen **86**

Migräne-ABC **90**

Literatur **96**

Dank **98**

Die Autorin und der Autor **99**

Vorwort

von Andreas R. Gantenbein

Im Studium hat mich die Geburtshilfe fasziniert. Was gibt es Schöneres, als den Frauen zu helfen, ein Kind zur Welt zu bringen. Ich hatte mich jedoch dagegen entschieden, weil ich für mich dachte, ich könne die werdenden Mütter nicht in einer Situation ausreichend betreuen, die ich selbst nie erleben würde. Nun bin ich Neurologe geworden und berate auch Kopfwehpatientinnen und -patienten, obwohl ich selbst nicht an Migräne leide. Da gehöre ich sogar zur knappen Minderheit, denn über 50 Prozent der Neurologen und Kopfschmerzspezialisten kennen diese wiederkehrenden Kopfschmerzen aus eigener Erfahrung. Umso mehr interessierte es mich immer, wie die Betroffenen lernen können, neben den Medikamenten, die mal mehr, mal weniger gut wirken, mit der Krankheit besser umzugehen. Neben der medizinischen Beratung lernt der Mensch sicherlich am besten von Erfahrung aus erster Hand – peer to peer. Die Idee war geboren, einen Ratgeber für Migränepatientinnen und -patienten zu produzieren, der nicht von therapeutischer Seite kommt und sich doch auch an den medizinischen Standards orientiert.

Nach langer Suche habe ich eine Patientin gefunden, die nicht nur bereits ein langes, spannendes Leben mit Migräne hat, sondern dieses – als freischaffende Journalistin – auch wunderbar beschreiben kann.

Ziel unseres Ratgebers ist es, den Migränebetroffenen in jedem Alter andere Perspektiven zu zeigen, aber auch bei den Angehörigen oder sogar Arbeitgebern das Verständnis für diese häufige, nicht sichtbare und gerade deshalb stark einschränkende Krankheit des Gehirns zu vergrößern.

Hierfür haben wir das Buch in drei Teile aufgeteilt: Im ersten Abschnitt beschreibt Praxedis Kaspar-Schmid ihr Leben mit Migräne, mit allen Höhen und Tiefen. Auch bereits vor der Zeit der verbesserten medikamentösen Möglichkeiten hat sie einen Weg gefunden, mit der Krankheit umzugehen und ihre Ressourcen zu nutzen. Im zweiten Teil lesen Sie Interviews aus unser beider jeweiliger Perspektive: jener von Praxedis Kaspar-Schmid als Patientin und meiner als Neurologe. Im dritten Teil folgen dann klinisch-wissenschaftliche Empfehlungen zur Optimierung der Migränebehandlung. Zwischen diesen Teilen stehen kurze Sammlungen von »Migräneslogans«. Diese Merksätze sind auf zahlreichen Visiten,[1] im direkten Gespräch mit den Patientinnen und Kollegen entstanden.[2] Sie sollen wichtige Strategien bildlich und lebensnah darstellen und den Migränebetroffenen den Umgang mit ihren langjährigen Kopfschmerzen erleichtern.

Nun wünsche ich viel Spaß beim Lesen!

Andreas R. Gantenbein

---

1 Zu einigen dieser Slogans habe ich bereits an anderer Stelle einen kurzen Text zusammen mit Professor Peter S. Sandor verfasst (Sandor & Gantenbein, 2015).
2 Uns ist eine geschlechtersensible Sprache wichtig. Unser Ratgeber wechselt daher oft zwischen der weiblichen und männlichen Form, wobei Menschen aller Geschlechtsidentitäten gemeint sind. Gerade im Falle der Migräneerkrankung, bei der die Betroffenen überproportional oft Frauen sind, war es uns wichtig, dies auch sprachlich abzubilden.

Migräne leben – ein Erfahrungsbericht

von Praxedis Kaspar-Schmid

Eine Fotografie im Album meiner Kindheit. In Mutters Handschrift die Bildlegende: »Porträt der Eindreivierteljährigen« (▶ Abb. 1). Ich trage ein türkisblaues Wollkleidchen mit Spitzenkragen, verziert mit einem Strauß winziger Filzblumen, Großmutter hatte es gestrickt. Mein Haar ist zum Bubikopf geschnitten, im Gesicht nicht die Spur eines Lächelns. Ich stehe vor der sonnenbeschienenen Mauer auf Großmutters Terrasse, mein Blick geht nicht zu Mutter mit dem Fotoapparat, sondern in die Ferne. Im Arm halte ich meine Stoffpuppe namens Bias. Ich halte sie achtlos, ihr Stoffgesicht ist dem Boden zugekehrt. Dadurch wird der Hinterkopf sichtbar, in dessen Zenit wie ein Propeller drei Sicherheitsnadeln befestigt sind. Auf meine irritierte Nachfrage hin sagte mir Mutter vor Jahren, ich hätte sie gebeten, die Sicherheitsnadeln der Puppe in den Kopf zu stecken. Trotz ihres Befremdens soll ich darauf bestanden haben, nur mit der Puppe zu spielen, wenn die Nadeln im Kopf staken. Ich war 21 Monate alt.

*

Frühe Erinnerung: Die Tür zum Elternschlafzimmer ist geschlossen, ich sehe vor mir das weiß bemalte Massivholz, die geschwungene Klinke aus Messing. Ich spüre die Stille am hellheiteren Tag, die Leere im Haus. Mutter ist nicht da, wo sie sein sollte. Nicht in der Küche, nicht im Garten, nicht im Bücherzimmer. Sie hat keinen Tee gemacht, keinen Zvieri vorbereitet. Ich weiß jetzt, wie der Tag enden wird – in Gedrücktheit und Langeweile. Etwas ist nicht gut an diesem und an vielen Tagen. Etwas fehlt und etwas verdirbt mir die Freude. Ein grauer Schleier liegt über den Stunden. Immer wieder höre ich Mutter im Bad verschwinden, ich höre das Würgen, wenn sie erbricht.

Wie meine Geschwister Mutters Migränekrankheit wahrnehmen, weiß ich nicht, für mich ist es so: Ich bin bereit für die Schule, den Schulranzen auf dem Rücken, die Türklinke in der Hand. Bevor ich gehen kann, frage ich sie wie jeden Tag: Hast du Kopfweh, Mutter? Wenn sie ja sagt, legt sich ein fahler Schein über den Tag, dann ist fertig lustig für heute. Wenn sie nein sagt, atme ich auf und kann den Tag für mich leben, ohne an Mutter denken zu müssen.

Ein paar Jahre später, als meine Pubertät begann, ergoss sich die Migräne aus Mutters Kopf in meinen, teilbar wie eine Essigmutter. Hinreichend für mein ganzes Leben.

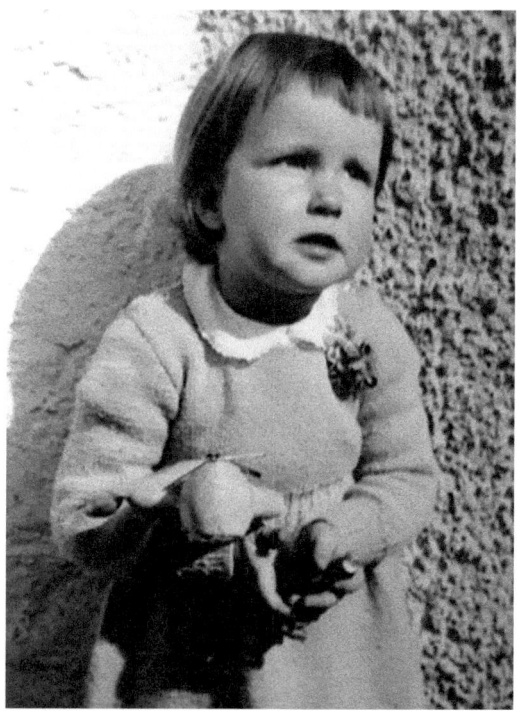

Abb. 1: Die Autorin im Alter von knapp zwei Jahren. Man beachte die Nadeln im Kopf der Stoffpuppe. (Bild privat)

Meine Mutter, meine beiden jüngeren Schwestern und ich, die älteste: Wir alle sind Migränikerinnen, nur unser Bruder bleibt verschont, in Vaters

Familie ist uns keine Migräne bekannt. Bei meiner Mutter verlieren sich die Anfälle nach den Wechseljahren, meine Schwestern sind wie ich auch nach dem Klimakterium belastet, aber nicht so heftig wie ich. Ich bin heute 74 Jahre alt, seit meinem 16. Lebensjahr leide ich an Migräne, stärker, häufiger und länger als alle, die ich kenne. Im Lauf meines Lebens hat sich die Krankheit verändert. Losgelassen hat sie mich nie, nur in jenen glücklichen Zeiten, als ich mit meinen drei Söhnen schwanger war, kam sie selten. Als mein ältester Sohn mit 19 Jahren an einem Hirntumor starb, spürte ich monatelang mich selbst nicht mehr, selbst die Erinnerung an die Zeit seines Krankseins war verloren. Sieben Jahre lang konnte ich das Datum seines Todes nicht nennen, wenn mich jemand danach fragte. Ich war erstarrt. Die Migräne blieb auch in dieser Zeit eine Konstante. Aber sie kam nicht häufiger als vor der Krankheit des Sohnes. Sie war und ist ein dunkler Strom, der durch mein Leben fließt und manchmal nur wenig Ufer lässt. Meine Krankheit erklärt mir den Tarif und setzt den Preis fest, den ich zu bezahlen habe. Tage ohne Migräne sind Tage fast ohne Eigengewicht. Nichts ist so wohltuend wie das wasserhelle Dahinfließen schmerzfreier Zeit. Solange der Schmerz mich freilässt, kann ich mich diesem Strom der Bedeutungslosigkeit hingeben. Wenn mein Kopf leer ist vom Schmerz, bin ich so leicht, dass meine Füße den Boden kaum finden, es ist, als ginge ich schwerelos über alles hinweg. Wenn ich mehrere Tage schmerzfrei bin, werde ich stark und leistungsfähig und erlebe, wie ich sein könnte ohne all das in meinem Kopf. Ich würde das Doppelte schaffen, das Doppelte leben.

Aber was kann ich anderes tun, als meine genetisch bedingte Krankheit zu akzeptieren? Ich habe ja keine Wahl, ich weiß nicht, wer ich wäre ohne sie. Es gibt wohl inzwischen in mir eine Grundakzeptanz, eine Schicksalsergebenheit, die mir sagt, das bist nun einmal du. Aber wenn es mich tagelang nicht loslassen will, wenn der Schmerz mich überwältigt, ein Medikament erst nach Stunden oder Tagen Erleichterung bringt, wenn ich keine Minute ruhig daliegen kann, weil es bohrt und bohrt im Kopf, derweil die Füße zappeln, wenn es hämmert rechts über der Stirn, wenn am Hinterkopf ein eiserner Reif aus Schmerz sich immer enger zusammenzieht, wenn er eine ganze Woche lang jeden Tag wiederkommt – dann werde ich zum Fluchttier. Dann möchte ich fort aus mir selbst und nie wieder in mich zurück, weil ich so in mir nicht daheim sein kann. In meinem Kopf zerbricht die Welt.

In Schmerz-Phasen bin ich ganz Migräne, mit jeder Faser meiner Existenz, sie prägt mich, sie beherrscht mich, sie macht mich aus und sie verhindert mich. Sie setzt mich hintan. In guten Phasen, die kaum je länger als eine Woche dauern, weigere ich mich, über die Migräne zu sprechen, ich versuche, sie mit einem Bann zu belegen, in ein Astloch meines Daseins zu bannen und mit Schweigen zu verzapfen. Ich bin Journalistin, ich bin fünfzig Jahre meines Lebens in unterschiedlicher Intensität berufstätig gewesen, ich habe mir mein Leben mit Schreiben verdient. Ich habe über weiß der Himmel was geschrieben. Nur nie ein Wort über die Hölle in meinen Kopf.

*

Weiterlesen oder nicht? Was denkt sich eine junge Leserin, ein junger Leser mit Migräne nach diesem ersten Abschnitt? Mehr als fünfzig Jahre leben mit schwerer Migräne? Wie soll ich das überstehen? Kann ich Familie haben? Berufstätig sein und für mich selbst sorgen? Kann ich mich am Leben freuen? Freunde haben? Reisen? Wie soll das gehen mit dieser unheilbaren Krankheit? Was soll ich Ihnen antworten, liebe Leserin, lieber Leser? Wir Menschen sind zum Überleben gemacht, zum Überwinden von Schwierigkeiten. Wenn wir uns vom Anfall erholt haben, sind wir gesund – vereinfacht gesagt. Die Migräne ist eine Anfallskrankheit. Solange der Anfall da ist, geht es uns miserabel, wir sind am Boden zerstört und sehen schwarz für die Zukunft. Ist der Anfall vorbei – nach Stunden oder schlimmstenfalls Tagen –, fühlen wir uns nach einer Phase der Erholung wieder ziemlich gut und so gesund, wie wir eben sind. Kann sein, dass die Medikamente nachwirken, dass unser Kopf rot und dumpf, unser Magen empfindlich ist. Aber meist ist der Anfall nach einem oder zwei Tagen vorbei und wir fühlen uns gut und fast ein wenig euphorisch. Wir klettern aus dem tiefen Loch, sehen eine grüne Ebene vor uns und setzen Schritt vor Schritt.

Außerdem: Nur wenige Menschen müssen wie ich bis ins hohe Alter mit starken und häufigen Migräneanfällen leben. Bei manchen werden die Anfälle mit dem Alter von alleine seltener, bei vielen Frauen bessert sich die Krankheit nach den Wechseljahren, die Abstände werden größer und die Schmerzzustände milder. Heilbar ist die Migräne nicht, aber sie kann gebessert werden, denn inzwischen gibt es hervorragende Medikamente. Und vor allem: Wir selbst können einiges tun, um besser mit ihr zu leben.

*

Ein paar besonders üble Anfälle bleiben hängen in meiner Erinnerung wie dunkle Ikonen, ich kann die Bilder jederzeit abrufen, ich kann hören, sehen, schmecken, riechen, wie es war:

Sechzigerjahre. Ich bin Klosterschülerin, Gymnasiastin im Nonnen-Internat. Seit ich fünfzehn bin, kommen die Anfälle. Im Schutzengel-Schlafsaal stehen die Betten von etwa vierzig Schülerinnen schnurgerade ausgerichtet in mehreren Reihen. Jedes Bett ist von weißen Vorhängen mit eingewebtem Streifenmuster umschlossen, die mit Ringen und Klammern an Eisenstangen aufgehängt sind. Über Nacht sind sie zugezogen, tagsüber müssen sie offen sein. Links neben dem Bett stehen ein Nachttisch und ein Stuhl. Die Waschbecken ziehen sich in einer Reihe durch die Längsseite des Saals, vierzig Waschbecken für vierzig Schülerinnen, eins neben dem andern ohne Zwischenraum. Beim Zähneputzen stoßen wir die Ellbogen gegeneinander. Jede Schülerin verfügt über ein Kästchen über dem Lavabo, in dem sie ihre Toilettensachen verstauen kann. Wenn Unordnung herrscht, kippt Schwester Laetitia den Inhalt ins Lavabo.

Ich erwache mitten in der Nacht an einem hämmernden Schmerz im Kopf, es ist mir übel. Ich steige aus dem Bett, ziehe möglichst geräuschlos Morgenrock und Pantoffeln an und laufe aufs Klo. Hier brennt das Licht die ganze Nacht. Der Geruch der kalten Kacheln und des feuchten Steinbodens schlägt mir entgegen. Ich öffne die Kabinentür, die zwanzig Zentimeter über dem Boden endet, werfe mich über die Toilettenschüssel und erbreche, erbreche, erbreche. Irgendwann kommt die Nachtaufsicht, Schwester Birgit ist vollständig angezogen, sie trägt ihren schwarzen Habit. Sie fragt, was mir fehle. Irgendwie muss ich wieder ins Bett gekommen sein, irgendwann hat es aufgehört. Irgendwann kam der nächste Anfall, das nächste große Magendrehen.

Ein weiteres unvergessliches Bild, zu Beginn der Siebzigerjahre: Ich bin 24 Jahre alt, verheiratet, Mutter eines kleinen Sohnes. Mein Mann, mein Kind und ich sind mit dem blauen VW-Bus nach Sizilien gefahren, wir campieren in der Nähe des Orecchio di Dionisio bei Syrakus. Ich sehe mich im Bus auf der Schlafmatratze liegen, die Schiebetür steht offen, draußen wabert Hitze, flimmert Staub. Der Mann und das Kind sind zu den Felsen gefahren, ich liege da und es hämmert im Kopf. Ich sehe ein riesiges Ohr aus Stein gehauen vor meinem inneren Auge, die Bergleute der Antike hämmern gegen meinen Kopf, ich sehe sie in den Gerüsten hängen, den Hammer in der Hand, noch heute sind die Spuren ihrer Schläge im Stein zu sehen.

Irgendwie muss ich ans Ende dieses Zustandes gelangen, irgendwie. Am Abend werden der Mann und das Kind wiederkommen. Bis dahin bin ich allein im Bus, der Schatten wandert weiter, ich dämmere dahin, halb weggetreten vor Schmerz. Manchmal geht draußen jemand vorbei und sieht sich nach mir um. Ich kann die Autotür nicht schließen, sonst ersticke ich in der heißen Blechkiste. Ab und zu schleiche ich mich raus aufs Campingklo zum Erbrechen.

*

Oder dies: Ich bin 28 Jahre alt, inzwischen Mutter von drei kleinen Söhnen, wir leben im Elternhaus meines ersten Mannes, das die Schwiegermutter uns überlassen hat. Ich liege im Schlafzimmer im Bett, unten in der Stube der Mann und die Kinder, es ist Wochenende, er passt auf sie auf. Er geht einkaufen mit ihnen, er geht spazieren mit ihnen, er hält sie draußen im Garten mit Spielen fest. Er macht Hausaufgaben mit dem Ältesten, er besucht mit ihnen die Schwiegermutter. Sie kocht für alle, weil ich nicht aufstehen kann. Hast du Kopfweh heute, fragen die Kinder, wenn ich sie am Morgen wecke. Hast du Kopfweh heute, habe ich als Kind jeden Morgen meine Mutter gefragt.

Noch gibt es keine Triptane, ich nehme Cafergot®-Zäpfchen. Sobald es zu wirken beginnt, erfasst mich eine große Müdigkeit, der Schmerz versinkt langsam in einem dichten Nebel. Wenn es vorbei ist und ich aufstehen kann, kommt die Euphorie – ich lebe, ich muss essen, ich muss trinken. Ich setze mich ins Wohnzimmer zu Mann und Kindern und rede, rede. Es ist vorbei, der Schmerz ist weg. Das Leben beginnt jetzt. Jetzt. Nach jedem Anfall habe ich das Gefühl, als träte ich zum ersten Mal ins Bild.

Zu den unvergesslichen Anfällen gehört auch dieser: Wochenende im Berner Oberland, ich bin über fünfzig Jahre alt, in einer ganz anderen Lebenssituation, verheiratet mit C., meinem jetzigen Mann, die Söhne erwachsen. Ein Besuch bei Freunden, übernachten im Ferienhaus. Ich sehe schneeweißes Bettzeug vor mir, alles hübsch und sauber, das Nachtessen steht auf dem Herd, es riecht aus dem Erdgeschoss herauf und dreht mir den Magen um. Die Migräne ist da, sie wird schlimmer und schlimmer, der Eisenring um meinen Kopf zieht sich zusammen, jemand schraubt ihn zu, enger und enger, keine Gnade. Es ist Wochenende, der Notfallarzt im Tal spritzt mir mitten in der Nacht ein morphinhaltiges Mittel, seine schneeweiße Praxis und alles um mich herum versinken in einem Nebel aus Wärme und Gleichgültigkeit. Sie ist fort, sie ist fort, für dieses Mal ist die Migräne fort.

In der Ferienwohnung an der Ostsee, ich bin jetzt über sechzig. Wir wollen den Geburtstag eines Freundes feiern. Diesmal kommt sie am Nachmittag. Es wirft mich ins Bett, während die andern sich zu Kaffee und Kuchen treffen. Ich kann das Zimmer nicht verdunkeln, das schilfgedeckte Haus hat keine Fensterläden. So liege ich im weißen Licht und erdulde, was ich alle paar Tage erdulde. Der geplante Ausflug nach Stralsund wird verschoben, für drei Tage bin ich nicht ansprechbar.

Im gleichen Zeitabschnitt ein Besuch beim Schwager in der Provence. Wir wollen zu einer Klosterruine fahren, aber ich bin schon morgens um vier besetzt von der Migräne, ich erbreche ins türkisblaue Klo, leichter Chlorgeruch und französischer Kanalisationsduft wehen mir entgegen. Die andern gehen wandern, der Klosterbesuch wird verschoben.

Oder jene Wanderung an einem Sonntagnachmittag in der Umgebung der heimatlichen Stadt. Ich bemerke es auf dem Nachhauseweg. Der Himmel überzieht sich dunkel und in meinem Kopf geht ein Grollen los, eben noch schaffe ich es nach Hause. Im Bus riecht es nach Menschen, Übelkeit kriecht die Kehle hoch. Am späteren Abend sitze ich beim Notfallarzt, der mir ein Schmerzmittel spritzt. Die Stereotypie der Anfälle ist bezwingend und niederschmetternd.

In meinem Leben habe ich halb Europa, von Sizilien bis zum Polarkreis, mit meiner Migräne überzogen, Europa als riesiges Gehirn, überall wo ich war, blinkt es rot. Dennoch bin ich immer wieder aufgebrochen, habe den Kompass neu gerichtet und so getan, als starte ich zu meiner ersten Reise, tabula rasa im Kopf, nicht immer hat es funktioniert.

Vor allem aber überfällt es mich zuhause, bei der Arbeit, auf der Redaktion und während Interviews, auf Reportage und in der Freizeit, am Samstag und am Sonntag, wenn ich Besuch erwarte, wenn ich allein bin, wenn ich mich freue und wenn ich traurig bin – die Migräne ist Teil meiner Person, meiner inneren Landschaft, meiner Vergangenheit, Gegenwart und Zukunft. Und sie ist Teil des Lebens jener Menschen, die mir nahe sind.

*

Ein Tag ohne Schmerz ist ein stiller Genuss: Der Augenblick des Erwachens, wenn ich realisiere, dass mein Kopf frei ist, dass ich geschlafen habe … ein phantastisches, ein seltenes Geschenk. Der Kaffeeduft aus der Küche, mein Mann, der schon über der Zeitung sitzt. Der Geschmack des Brotes im Mund, das Süßsaure der Konfitüre, die Nachrichten im Radio, die erzählen, was uns nicht geschieht. Der Blick in den Garten, die ersten Vögel am Futterhäuschen. Das warme Duschwasser auf der Haut, das frische Badetuch, es kann nicht rau genug sein. Heute spüre ich nicht meinen Schmerz, sondern mich – ein Körper in einem Tag ohne Belang. Ein paar Stunden Zeit, deren Vergehen ich nicht herbeisehnen muss. Ein Tag, dessen Nacht nicht Absturz ins Traumlose bedeutet, von Medikamenten gepolstert. Diese wunderbaren, weißgrauen, leeren Winterstunden. Wie eine Königin an der Festtafel sitze ich am Kopfende des Tages und verfüge über meine Zeit.

*

Die Migräne schreibt meinem Körper ihre eigene Geschichte ein – in der Erinnerung stelle ich fest, dass ich in jungen Jahren weniger oft Anfälle hatte, dafür aber meist schwere. Die Zeit zwischen den Attacken war in der Regel kopfwehfrei. Nach den Wechseljahren entwickelt sich bei mir die Tendenz zur Chronifizierung. Je älter ich werde, desto weniger schmerzfreie Tage habe ich – es gibt nun nicht nur die großen Anfälle mit Erbrechen und mehrtägigen heftigen Schmerzen, sondern auch das tägliche Gewölk im Kopf, nicht immer leicht zu definieren, nicht immer leicht zu entscheiden, wann ich welches Medikament nehmen muss, um meinen Alltag einigermaßen bestehen zu können. Ich gewöhne mir an, die Triptane zu halbieren, zu viertln, zusammen mit Aspirin® 1000 zu nehmen. Über meinen Tagen steht wie eine Gesetzestafel die Zehner-Regel der Neurologen: Wer pro Monat an mehr als zehn Tagen Triptane nimmt, läuft Gefahr, den gefürchteten MÜKS zu bekommen, einen Medikamentenübergebrauch-Kopfschmerz, der am Ende keine Pausen mehr macht. Es ist dann das Medikament selbst, das Kopfschmerzen auslöst.

*

Sie können nichts dafür. Das sagt mir jeder Arzt. Das sagt mir meine Hausärztin. Du kannst nichts dafür. Das steht in jedem vernünftigen Buch, in jedem seriösen Artikel. Inzwischen habe ich eine Menge gelesen zum Thema: beinahe den ganzen Oliver Sacks, dessen Tod mich mitten in der Lektüre seiner Autobiografie trifft und seltsam verwaist zurücklässt. Ich lese außerdem: diesen und jenen Blog, die Website der Schweizerischen Kopfwehgesellschaft, die Website der Kieler Schmerzklinik, entsprechende Schweizer Informationsquellen. Ich lese alles, was im Netz erscheint an Texten zum Thema Migräne. Ich weiß, dass die Krankheit genetisch bedingt und nicht psychischen Ursprungs ist. Dass es ein neurologisches Leiden ist und kein psychologisches. Ich weiß, dass eine Fehlfunktion des Gehirns die Schmerzen auslöst. Ich weiß, dass ich nichts dafürkann. Und doch ist da irgendwo tief versteckt ein Gefühl von Schuld. Wofür werde ich bestraft? Ich habe doch alles richtig gemacht: Ich trinke seit Jahren keinen Tropfen Alkohol. Ich esse gesund und vernünftig. Meine Blutwerte sind hervorragend. Ich lebe strukturiert wie eine Nonne. Zur immer gleichen Zeit ins Bett. Regelmäßiger Tagesablauf. Ich vermeide so gut wie möglich Stress. Ich trinke genug Wasser. Ich bin über alles informiert, was mit Migräne zu tun hat. Ich schaffe mir eine Umgebung mit genug Ruhe, guter Arbeit, treuen Freunden. Ich habe einen klugen und mitfühlenden Mann, der mein Schicksal ohne viele Worte mitträgt. Ich habe liebevolle Söhne, die nach mir fragen.

Und doch fühle ich mich, nicht gegenüber meinen Nächsten, aber überall sonst, ständig gedrängt, mich zu erklären. Zu betonen, dass ich nichts falsch mache. Dass alles wahr und wahrhaftig so ist, wie ich sage. Dass meine Krankheit nicht psychisch, sondern genetisch bedingt ist, ein Fehler in der Schmerzübertragung. Dass schon die Mutter – und die Schwestern auch ... Ich schlage seit Jahrzehnten die immer gleiche Leier und bin es mehr als müde zu versichern, dass dieses Schicksal nicht selbstverschuldet ist.

Aber dann, mitten im Anfall, wenn ich mit dem Gesicht über der Kloschüssel hänge, wenn ich halb bewusstlos vor Schmerz wieder ins Bett sacke, dann fragt manchmal eine Stimme in mir: Wofür werde ich so gestraft? Wer schlägt mich von weither und warum? Die Gegenwart dieses Schmerzes, der fast die Hälfte meiner Zeit verschlingt, hat etwas Biblisches, es ist eine archaische Erzählung, die widerhallt in den dunklen Gängen der menschlichen Existenz. Früher hätte man mich vielleicht, wie die Epileptiker, für besessen gehalten.

*

Die Krankheit raubt mir die Hälfte meiner Tage. Was aber ist mit den andern, den schmerzfreien und gesunden Tagen? Wie lebe ich dann? Und was gibt mir den Schub weiterzumachen, obwohl ich weiß, dass ich beinahe jeden guten Tag mit einem schlechten bezahlen muss? Seit dem Ende meiner Kindheit bin ich dem immer gleichen bohrenden Schmerz unterworfen und trotzdem gebe ich nicht auf. Wo, fragt mich der Neurologe, hat die Resilienz ihren Boden? Das eine, sage ich, wurzelt im anderen: Der Schmerz ist die Kehrseite des Wohlseins und umgekehrt. Es gibt mich weder ohne den Schmerz noch ohne das Wohlsein. Im einen weiß ich um das andere, und ich weiß auch, dass ich vom einen stets ins andere unterwegs bin. Weil ich weiß, dass es aufhört, halte ich aus, bis es vorbei ist. Dieses Wechselspiel ist nichts anderes als ein Abbild des Lebens. Das Helle erscheint nur im Dunkeln, das Dunkle ist der Schatten des Hellen.

Und ich weiß auch, dass Migräne keine Krankheit zum Tode ist. Tödlich sind jedenfalls nicht die Geschehnisse im Hirn. Das Auf und Ab in meinem Kopf gleicht dem Ritt auf einer Schaukel, die einmal ins Licht, einmal in den Schatten taucht. Zum Tode führen würde die Sache höchstens dann, wenn ich aufgäbe, wenn ich mich mit Medikamenten zerstören würde oder wenn ein besonders schwieriges Ereignis dazukäme. Die Resilienz meiner Jugend, meines mittleren Alters und jetzt die Resilienz meiner letzten Lebensstufe – ich war durch mehrere Katastrophen in meinem Leben gezwungen, sie auszubilden als eine Kraft, die oft nur darin bestand, dass ich den Tod nicht realisiert, nicht zur Ausführung gebracht habe. Stattdessen ließ ich die Zeit weiterfließen, unternahm nichts und blieb am Leben. Migräne, sagte jüngst mein Arzt, ist keine tödliche Krankheit, das wissen Sie doch. Ich habe Ja gesagt und gelacht. Zu ergänzen wäre vielleicht: Migräne ist keine tödliche Krankheit – außer man erlaubt es ihr, zum Beispiel dann, wenn man sich rettungslos in der Abhängigkeit von Medikamenten verliert.

Ich habe in meinem Leben nicht nur für meine Krankheit Resilienz gebraucht: Kindheit und Jugend in einer schwierigen Familie, Kontaktabbruch mit dem Elternhaus wegen einer frühen Ehe und Schwangerschaft. Später Scheidung, Existenznot durch Stellenverlust. Tiefer als alles der Schmerz, der erst mit meinem eigenen Tod zur Ruhe kommen wird: das Sterben meines ältesten Sohnes an einem Hirntumor. N. war neunzehn Jahre alt.

Es gab Zeiten, in denen war mein Leben nicht viel mehr als Nichtsterben. Worin aber hätte der Sinn meines Verschwindens gelegen? Was hätte es für meine jüngeren Söhne bedeutet, wenn nach dem Bruder auch die Mutter gestorben wäre? So war mein Überleben weniger ein Akt der Tapferkeit als ein Vorübergehenlassen, ein Verzicht auf das Forcieren des eigenen Todes, ein Dableiben, Tag für Tag. Alles Sein ist vom Nichtsein umfangen, warum sollte ich mich ihm verfrüht in die Arme werfen?

Nichts aber stärkt mich mehr als das: Seit vielen Jahren steht mir C., mein jetziger Ehemann, treu zur Seite. Es war niemals leicht für ihn zu ertragen, dass ich Migränikerin bin, aber weil er so klug ist, musste ich ihm gewisse Dinge nie erklären. Er stellt kaum Fragen, er zerfließt nicht in Mitleid. Er ist einfach da und manchmal, wenn es besonders übel ist, wird er ganz still und bringt mir einen Tee oder Rosen vom Markt. Im Übrigen erträgt er meine Krankheit mit einer Art liebevollem Stoizismus. Was sonst soll er tun, verlassen will er mich nicht, heilen kann er mich nicht. Und das Ertragen mache ich ihm so leicht wie möglich.

Er sagt, zum Leben gehört Krankheit, dass es einen trifft, das gibt's halt. C.s Art und Weise, dabeizubleiben und mich nicht im Zweifel darüber zu lassen, dass er mir beisteht, was immer geschieht, hat mir den ersten sicheren Boden meines Lebens gelegt.

Und sonst? Was noch? Woher die Kraft? Auf meinen regelmäßigen Spaziergängen durch den Waldfriedhof meiner Stadt erlaube ich mir die physische Gewissheit, dass das Leben und der Tod Ausdruck der gleichen Kraft seien und dass es zwischen beidem keine wirkliche Trennung gibt. Wenn ich das Tageslicht durch das Buchenlaub schimmern sehe und es meine eigene Gestalt genauso wie die verwitterten Grabfiguren mit Schattenflecken überzieht, dann gelingt es mir nicht länger, das Sein vom Nichtsein getrennt zu denken. Es ist jene Kraft, die Leben und Sterben gleichermaßen umfasst und die wir so wenig spüren wie das Vergehen der Zeit und die Drehung der Erde. Es ist das Rätsel des Lebens, das die Erscheinungen hervorbringt und wieder abwirft wie der Baum das Blatt. Diese Dimension lässt sich nicht scheiden in Leben und Tod, denn Leben ist Tod und Tod ist Leben – und wir sind Teil dieses Ganzen. Genauso bin auch ich Kreislauf und stete Veränderung – bin Krankheit und Gesundheit, Stärke, Schwäche, ich bin Leben und Todesgewissheit, und all dies sind nur mangelhafte Begriffe für ein einziges Geschehen.

Während ich heute meinen Spaziergang unter den riesigen alten Bäumen des Friedhofs mache, setze ich mich auf eine Bank und ruhe mich aus. Zwei Schmetterlinge umtanzen einander hoch oben in den schimmernden Buchen, während im gleichen Lichtstrahl ein Blatt zu Boden schwebt, sich um sich selbst dreht und fällt – Lebenstanz und Todestanz, alles ist eins, vom gleichen Licht beschienen. Und nichts in der Welt kann diese Bewegung verhindern.

*

Ich bin mir sicher: Wäre die Migräne eine Krankheit, die vor allem Männer beträfe – sie stünde in höherem Ansehen, würde breiter und mit mehr Investitionen erforscht und würde eine deutlich gravitätischere Spur ziehen durch die gesellschaftliche Wahrnehmung. Vor allem aber würde sie ernster genommen und die Betroffenen würden nicht immer noch der Hysterie und des Simulierens verdächtigt. Es würde sich nicht jeder, jede herausnehmen, Migränekranke ungefragt mit Ratschlägen zu belästigen, Migräne könnte nicht in verächtlicher Weise mit der Menstruation in Verbindung gebracht werden und vor allem hätte sich die Migräne nicht zum Prototyp einer geheuchelten Krankheit entwickelt: Wenn die Frau nicht zum Geschlechtsverkehr bereit ist, flüchtet sie sich in die Migräne. Wenn sie nicht zur Arbeit gehen will, hat sie Migräne. Wenn sie sich einem Streit entziehen möchte, bekommt sie Migräne … Was immer sie nicht mag, sie versteckt es hinter ihrer Migräne. Und weil immer wieder zu lesen ist, dass mehr als zehn Prozent der Bevölkerung an Migräne litten, kann fast jede und jeder sagen: »Hatte ich auch schon, ich weiß, wie das ist.« Bloß ist es ein Unterschied, ob jemand drei, vier Anfälle pro Jahr hat oder zehn, fünfzehn Migränetage pro Monat. Eine Frau, die an Migräne leidet, steht permanent unter dem Druck, sich zu erklären und ihre Krankheit, die sie gern los wäre, ein Leben lang zu verteidigen. Dabei haben die meisten Leute keine Ahnung, wie Migräne sich von anderen Kopfschmerzen unterscheidet – und wie wenig eine Migräne der andern gleicht.

Fazit: Die Migränikerin muss nicht nur ihren schwierigen Alltag bestehen, sie muss sich auch damit abfinden, permanent unter Verdacht zu stehen. Entweder ist die Migräne geheuchelt oder sie ist Zeichen psychischer Krankheit, entweder simuliert die Frau oder sie ist »psycho«. Ich habe mich mein Leben lang, oft genug wutentbrannt, darum bemüht, diese Klischees zu widerlegen – mit meinem eigenen Verhalten, mit Informationen, mit Erklärungen. Die Menschen, die mir wichtig sind, wissen, was Sache ist, und gehen entsprechend mit mir und meiner Krankheit um. Aber selbst nach bald 60 Jahren Migräne beginne ich immer wieder von vorn: Nein, es ist erwiesenermaßen ein neurologisches Leiden. Nein, es ist nicht heilbar. Es ist kein psychisches Leiden, aber es belastet die Psyche. Doch, einiges kann man tun, um den Alltag mit der Krankheit zu verbessern, manchmal gelingt das, manchmal nicht. Nicht in jeder Lebensphase tritt die Migräne in gleicher Intensität auf, manchmal bleibt sie über längere Zeit ganz weg, es gibt Menschen wie meine Mutter, die sie im Alter völlig verlieren. Aber heilen kann man Migräne nicht. Entweder sie bleibt oder sie verschwindet – warum, das weiß bis heute kein Mensch.

Es gibt Zeiten, in denen ich auf die immer gleichen Fragen ruhig antworten, mit einem gewissen Gleichmut meine Erklärungen abgeben kann, auch wenn ich mich ein Leben lang wiederholen muss: Nein, es ist nicht psychisch. Nein, ich werde diese Diät nicht versuchen. Mit dem Föhn hat es nichts zu tun. Nein, danke, auch Akupunktur hilft mir auf Dauer nicht. Ja, schon alles versucht. Nein, mit Alternativmedizin sollt ihr mir vom Leibe bleiben. Nein, danke, kein Psychologe, Psychiater auch nicht. Nein, es ist nicht besser geworden, seit ich pensioniert bin. Nach den Wechseljahren hat es nicht aufgehört, nein, leider. Ich hatte die Migräne nicht wegen der Arbeit. Nein, auch nicht wegen des Stresses. Nein, auch in Zeiten großen Unglücks, als mein Leben in Stücke ging, wurde die Migräne nicht stärker. Ich habe die Migräne, verdammt noch mal, nicht wegen meines Lebens, sondern wegen meines Gehirns. Es gibt Tage der Normalität und Tage des Schmerzes, seit einigen Jahren erlebe ich immer wieder Monate, in denen sich Normalität und Schmerz knapp die Waage halten. 15 Tage fast normaler Alltag, 15 Tage Kopfschmerz, alles schön gemischt. Wobei, oft sind dann auch die schmerzfreien Tage versaut mit Müdigkeit, Erschöpfung und Angst vor dem, was kommt. Außerdem machen mir die Triptane noch tagelang einen roten Kopf und ein Befinden, als würde ich von innen aufgeblasen und zappelnd in der Luft gehalten. Kein Boden unter den Füßen, nichts.

Eins also ist klar: Die Migräne ist keine psychische, sondern eine neurologische Krankheit. Aber: Im Lauf der Jahrzehnte, die sie in meinem Kopf wohnt, hat sie mich als Person geprägt. Sie hat Barrikaden aus Ängsten aufgebaut, mein Alltag besteht oft aus Vorläufigkeiten und einem Mangel an Verbindlichkeit. Ich komme, wenn ich kann, und sonst eben nicht. Die zehn Tage mit Triptanen und Schmerzmitteln, die mir im Monat erlaubt sind, bilden die Gitterstäbe vor meinem Zellenfenster. Ich bin – so sehe ich das zumindest, wenn es mir schlecht geht – eine Gefangene meiner Krankheit, der Blick in die Freiheit geht durch die zehn Gitterstäbe. Wenn ich im Monat mehr als zehn Triptane schlucke, besteht die Gefahr, dass das Medikament selbst Kopfweh verursacht. Das nennt sich dann MÜKS, Medikamentenübergebrauchs-Kopfschmerz. Und der geht, zum Beispiel, so: Besuch, der mir lieb ist, meldet sich an, ich sage freudig zu. Aber was, wenn ich an diesem Tag mit Migräne erwache? Nehme ich früh genug das Triptan, werden die Schmerzen wahrscheinlich im Lauf des Vormittags vorbeigehen, aber ich werde mich den ganzen Tag mies fühlen, das Gesicht gerötet, ein fremder, beeinträchtigender Stoff ist im Körper, der mich müde, angespannt und nervös macht. Ich werde meine Gäste nicht genießen können, sondern mich mit hochrotem Kopf den Gesprächen widmen und immer mal wieder ins Bad oder in mein Zimmer verschwinden, das Fenster öffnen, durchatmen, das Gesicht mit kaltem Wasser waschen, still sein für ein paar Augenblicke – und den Moment ersehnen, wo der Besuch sich verabschiedet und der Tag endlich vorbei ist. So ist jede Freude, jedes Engagement, jedes Vorhaben begleitet von Angst: Was, wenn ich dann Migräne habe? Und was, wenn ich Mitte Monat schon zehn Triptane verbraucht habe?

*

Es ist Hochsommer, heiß. Ich bin zu einer Lesung meiner Texte in der Stadt eingeladen, an sich eine erfreuliche Sache. Ich beschließe, mir für eine Nacht ein Hotelzimmer zu nehmen, so kann ich mich vor der Lesung erfrischen und nach dem Auftritt gemütlich ins Zimmer zurückbummeln, statt spät nachts mit dem Zug durch die halbe Schweiz nach Hause zu fahren. Der Trick funktioniert: Ich nehme am Abend vor der Lesung ohne jedes Kopfweh eine Vierteltablette eines Triptans und lese am folgenden Abend, ohne Medikamente zu brauchen.

Oder: Die Sommerferien an der Ostsee stehen bevor, wir buchen den Nachtzug nach Hamburg, von dort fahren wir einen weiteren halben Tag Richtung Osten in unseren Ferienort. Insgesamt dauert die Reise anderthalb Tage. Was soll ich tun, wenn ich am Reisetag Migräne habe? Die Nachtkabine ist gebucht, der Zug fährt um 20.00 Uhr, ich muss um jeden Preis da hin. Eine so lange Reise kann ich nicht machen mit Migräne. Schon Tage vor der Fahrt bin ich besorgt, die Vorfreude ist getrübt durch die Angst.

Weihnachtszeit, Festtage, ich liebe es. Mein Mann und ich haben je zwei erwachsene Kinder, die uns zusammen mit ihren Partnerinnen und Partnern und einem Enkelkind besuchen werden, schön der Reihe nach, verteilt bis Dreikönig. Wir werden kochen, reden, Spaziergänge machen, ich werde glücklich sein, alle zusammen werden wir glücklich und zufrieden sein, denn wir mögen uns alle gern, kommen gut miteinander aus. Ich werde Haus und Garten schmücken, ein paar Zweige, ein paar Lichter, Silberglanz da und dort. Es ist die Zeit, in der ich besonders gern nach Hause komme, gern daheim bin im kleinen Haus, umgeben von meinem Garten, den ich im Herbst zur Ruhe gebettet habe und den ich, so das Schicksal will, im Frühling wiedererwachen sehe.

Die Feiertage kommen näher, ich mache mir jedes Jahr weniger Stress. Nur ein paar kleine Geschenke. Mein Mann kauft ein, gemeinsam planen wir die Mahlzeiten, er kocht, ich putze, wasche, räume auf, mache alles bereit.

Je näher die Feiertage kommen, desto größer wird meine Angst. Was, wenn ich mit Migräne erwache? Wie soll ich all diese schönen Tage voller Freude und Erwartung durchstehen? Alle Gespräche, Umarmungen, Spaziergänge, die fröhliche Aufregung, die lebhaften Diskussionen … Wie soll ich diese zehn Tage voller Präsenz und Freude durchstehen? Wie soll ich leben … überhaupt?

Es gibt Zeiten, da feiere ich wahre Orgien von Absage und Verweigerung. Die extrem häufige Migräne – sie schleppt sich manchmal dahin wie eine grauverschleierte Erinnye. Dann fahre ich mit dem Neinsager-Pflug durch meine Woche und sage alle Termine ab. Liegt die Zeit dann jungfräulich vor mir, bin ich unendlich erleichtert. So kann ich leben, der Schmerz mag kommen oder nicht, ich brauche nichts zu erklären, werde nirgends erwartet, niemand stellt einen Anspruch an mich. Es liegt eine eigenartige Lust in diesen Absagen, ein Erahnen von Möglichkeiten, eine Freiheit, in einem ganz leeren Tag ganz von vorne zu beginnen, mit allem ganz von vorn ... der erste Buchstabe auf einem weißen Blatt, der Zustand der Unschuld, das Gefühl, nicht belangbar zu sein ... für nichts.

Auch dies – die immer gleiche Geschichte, egal, was bevorsteht: Mittagessen mit Freundinnen, Nachtessen zuhause mit Gästen, Hauskonzert bei Freunden, ein lang schon festgelegter Arztbesuch, ein beruflicher Termin. Oder: die sommerliche Wanderung mit meinem Mann, der Besuch der Söhne, meine wöchentliche Freiwilligenarbeit mit Migrantinnen, meine montägliche Tanzgruppe, meine Diskussionsrunde mit Freundinnen, das Familienfest, der Geburtstag meines Mannes, mein eigener – je größer die Vorfreude, desto schlimmer die Angst: Was, wenn ich mit Kopfweh erwache?

Meine Freundinnen und Freunde kennen die Beschwörung auswendig: Wenn ich mit Migräne erwache, schicke ich dir bis 9.00 Uhr meine Absage aufs Handy ... Bitte vergiss nicht, dass ich verhindert sein könnte ... Ich kann nur kommen, wenn ich schmerzfrei bin ...

Genau wie ich lebt auch C., mein Mann, der weder Migräne noch Kopfschmerzen kennt, mit diesem täglichen Raster, diesem Lavieren zwischen »ja gerne« und »leider nein«. Auch er weiß nie, ob eine Sache gelingt, ob wir aufbrechen können oder zuhause bleiben müssen, ob er allein geht, ob ich mitkommen kann und in welchem Zustand ich sein werde. Er macht keine große Sache aus meiner Krankheit, steht mir liebevoll und meist gelassen im Alltag bei. Lässt mich in Ruhe oder kocht mir Tee, geht allein einkaufen, kocht für uns, wie ich für uns putze und wasche. Eine gerechte Arbeitsteilung von zweien, die füreinander sorgen. Manchmal, wenn ich tagelang nicht hochkomme aus dem Schmerzloch, verstummt auch er. Dann ist er besorgt über die vielen Triptane, macht sich Gedanken. Wenn ich gereizt bin, weil ich die Schmerzen kaum mehr ertrage, reißt es auch ihm am Nerv, dann kommt es zu ratlosen kleinen Wortwechseln am Frühstückstisch: Du hast ja keine Ahnung ... du kannst es dir überhaupt nicht vorstellen ... du weißt nicht, was ich leide. Und du nicht, was ich ... Immer aber gibt sich das rasch, wir sind alt und einander von Herzen zugetan, und jeder weiß, was das Gegenüber an Lasten trägt. Wir haben uns entschieden, unseren Lebensweg miteinander bis zum Ende zu gehen. Was das bedeuten kann, zeigt sich von Jahr zu Jahr deutlicher.

Der gemeinsame Weg ins Alter stellt Anforderungen, von denen man mit fünfzig nichts geahnt hat.

*

Wer mich kennt, weiß, dass ich lebe wie eine Klosterfrau. Ich bewege mich im immer gleichen Rhythmus durch meine Tage. Seit meiner Pensionierung pflege ich eine gesunde Mischung aus Ruhe und selbstgestellten Anforderungen, die mir Freude machen und mich wachhalten. Ich arbeite im Garten und am Schreibtisch und ich mache zweimal wöchentlich mein Krafttraining. Ich verzichte seit Jahrzehnten vollständig auf Alkohol, er schmeckt mir nicht. Ich gehe zur immer gleichen Zeit zu Bett und stehe jeden Tag um sieben Uhr auf. Ich meide Stress, so gut es geht, vor allem den selbstgemachten. Ich ernähre mich vernünftig – mein Mann ist in unserem Haushalt der Koch und bereitet mir jeden Tag frische Mahlzeiten zu, gewürzt mit Kräutern aus dem Garten. Ich esse Obst. Ich esse Gemüse. Ich esse Hülsenfrüchte und meine heißgeliebten Kartoffeln. Gerne Käse, kaum Fleisch, Schokolade, na ja ... Einmal die Woche tanze ich, Improvisation, seit bald 30 Jahren in der gleichen Gruppe. Ich habe außerdem eine Diskussionsrunde mit sieben gleichaltrigen Frauen gegründet, wir unterhalten uns einmal im Monat über das Altwerden, über aktuelle gesellschaftliche Entwicklungen, unser eigenes Leben und das, was wir daraus gemacht haben – oder eben nicht. Inzwischen sind wir Freundinnen, eine ungeahnt inspirierende Sache. Ich lebe gut und glücklich mit meinem Mann, wir erfreuen uns an jedem Tag, den wir gemeinsam leben dürfen und gestehen einander Eigenleben zu. Die Beziehung zu meinen gut im Leben stehenden Söhnen ist herzlich und lebendig. Mein ältester Sohn, der vor Jahren an einem Hirntumor gestorben ist, lebt weiter in mir. Mein Geist, meine Erinnerung tragen ihn. Der Schmerz um ihn wird erst gestillt sein, wenn ich selbst sterbe.

Heute, als alte Frau, lebe ich in Frieden – wenn ich einmal Streit habe, dann mit mir selbst. Um mich herum, mir zugewandt, sind nahe Menschen, eine große, treue Familie. Es hat mir im Leben an nichts gefehlt, nicht an Freude, nicht an Trauer, nicht an Schmerz. Was ich konnte, habe ich getan.

*

Die Medikamente also, ein Lebensthema. Sie haben mir auf entscheidende Weise geholfen – und an einem bestimmten Punkt in meinem Leben haben sie mich kränker gemacht.

Als Kind habe ich gesehen, wie Vater und Mutter »ein Pulver« nahmen, wenn ihnen etwas weh tat. Vater gegen Zahnschmerzen, Mutter gegen »den Kopf«. Melabon® hieß das Ding, weißer Staub in Kapseln aus Oblate, ordentlich aufgereiht in einer Schiebebox aus Blech, weiß auf schwarzem Grund der Schriftzug »Melabon®«. Man konnte die Kapseln öffnen und die Hälfte des Pulvers wegschütten, wenn man glaubte, die halbe Kraft würde reichen. Mir schien, als wirkte Melabon® Wunder, es musste zauberstark sein, das konnte man Vater und Mutter ansehen, wenn sie nach einer Weile aus dem Schlafzimmer kamen und sich zu uns gesellten, mit uns zu Tisch saßen, als wäre nichts geschehen. Manchmal brauchte man mehrere dieser weißen Kapseln und manchmal am nächsten Tag noch eine. Allein der Klang des Wortes signalisierte für mich die Gewichtigkeit der Entscheidung: Wer ein Melabon® nahm, hatte richtige Schmerzen und erwartete entsprechend große und rasche Hilfe.

Als bei mir in den Sechzigerjahren die Migräne begann, habe auch ich Melabon® geschluckt, die Blechschachtel mit dem Schiebedeckel ging direkt von Mutters Hand in meine über ... Später, als junge Frau, die Cafergot®-Zäpfchen, wenn's nicht so arg war, genügte Migräne-Kranit®, in schlimmeren Fällen Ergotamin. Die Tage oben im Schlafzimmer, Fensterläden geschlossen, ein nasser Waschlappen auf der Stirn, der immer gleich wieder warm ist, auf dem Bettvorleger die Brechschüssel, ich kann sie greifen, ohne mich aufzusetzen, meist würge ich nur noch einen Fingerhut voll Gallenflüssigkeit heraus. Vom Erdgeschoss herauf dringen die Geräusche der Kinder, aus der Küche Geschirrgeklapper, der Mann ist von der Arbeit zurück und kocht Abendessen. Später, wenn die Kinder im Bett sind, wache ich auf aus dem Dämmerschlaf, in den mich Cafergot®, Ergotamin, Dihydergot®, Migräne-Kranit® für lange Stunden versenkt haben. Ich setze mich wie neugeboren, gleichermaßen euphorisiert und geschwächt, im Morgenrock ins Wohnzimmer, bin freudig erregt, wie immer, wenn ein Anfall vorüber ist. Ich rede viel und vibriere vor Zuversicht, mache Pläne für den nächsten Tag, wie ich mich organisieren will, um alles Verpasste nachzuholen und aufzuarbeiten: die Wäsche, den Schulbesuch, den Kaffee mit der Nachbarin, den Zeitungsartikel in Heimarbeit. Morgen, ganz gewiss morgen wird mir alles gelingen, denn morgen werde ich ziemlich sicher schmerzfrei sein. Der Mann ist müde und möchte ins Bett. Meine drei kleinen Söhne werden mich auch morgen wieder fragen, Mama, hast du heute Kopfweh? Oder nicht?

Das ist mein Leben als junge Frau und Mutter.

*

Meine Lebenskrise und Erkrankung, angelegt in Kindheit und Jugend, hat in den Siebziger- und frühen Achtzigerjahren mir, meinem ersten Mann und den kleinen Söhnen den Boden unter den Füßen weggezogen. Unser Zusammenleben zerbrach, ich wurde krank und ließ nach vierzehn Jahren Ehe Mann und Kinder in ihrem kleinen Haus zurück, so hatten wir es gemeinsam vor dem Scheidungsrichter vereinbart. Ich stand allein da, verzweifelt und abhängig von einem Beruhigungsmittel, das mir ein Arzt gegen die Krise verschrieben hatte, mit Dauerrezept für zwei Jahre.

In einem langen Prozess habe ich mich mit Mühe und Not und ärztlicher Hilfe wieder auf die Beine gestellt und beruflich etabliert. Ich habe es geschafft, meinen Lebensunterhalt zu verdienen und zu dem meiner Kinder beizutragen. Meine Söhne sind nach der Scheidung bei ihrem Vater aufgewachsen. Unser Ältester war einige Jahre nach der Trennung an seinem Hirntumor gestorben, gepflegt und begleitet mit großer Kraft und Liebe vom Vater und den Brüdern. Ich brauchte sieben Jahre, bis ich das Datum seines Todes nennen konnte. Mein Leben und das meiner von mir getrennten Familie war schwierig. Die Kinder kamen regelmäßig zu mir, die Beziehung blieb eng, die Liebe groß. Aber ich war eine Mutter geworden, die man besuchte, die ihren Alltag nicht mit ihren Kindern lebte. Freundinnen und Freunde wendeten sich von mir ab, man sprach über mich, aber nicht mehr mit mir. Verständnis und Mitgefühl galten dem Vater, das konnte ich verstehen, weh tat es trotzdem. Das Dorf hatte ich verlassen, in der Stadt kannte mich niemand, hier fand ich Arbeit. Ich weinte, wenn ich die Kinder zum Vater zurückbrachte, die Spielsachen blieben liegen, bis sie wiederkamen. Die Fahrt hin und her zwischen ihrem Vater und mir blieb für Jahre das Lebensmuster meiner Söhne, das sie nicht gewählt hatten. Es schien, als trügen sie es ohne Schaden, bis später vieles aufbrach und sie sich unter Schmerzen ihren eigenen Weg suchen mussten. Heute stehen sie gut in ihrem Leben als erfolgreiche Berufsleute, glückliche Lebenspartner und liebevolle Söhne. Das zu sehen ist mein spätes

Lebensglück. Die Kraft haben sie in sich selbst entwickelt, begleitet von der Liebe ihrer getrennten Eltern und deren neuen Partnern.

Eine Konstante war über all die Zeit die Migräne. Sie saß in meinem Kopf und erhob sich von Zeit zu Zeit wie ein Golem, sie wütete und machte alles fremd, was mir Heimat hätte sein können. Ich versuchte, meine Krankheit mit meinem Beruf als Journalistin unter einen Hut zu bringen, denn mein Einkommen war nicht nur für mich, sondern auch für die Kinder überlebenswichtig, weil ich für sie Alimente bezahlte. Also hoffte ich, die Migräne würde auf dem Platz bleiben, den ich ihr zuwies. Wenn ich zurückschaue, sehe ich stets wiederkehrende Tage, an denen ich dem Grundmuster erlag, das mein Leben prägte: Ich werde auf meine Nachtseite ins Dunkle katapultiert, überwältigt vom Schmerz, der nach und nach meinen ganzen Körper in Mitleidenschaft zieht. Ich liege im Dämmerlicht auf dem Bett, halte mir die Nase zu, wenn Gerüche zu mir vordringen, versuche die Ohren zu verstopfen, wenn Lärm mich quält. Ich warte auf die Wirkung der Medikamente, versuche zu schlafen und kann nicht, solange mich der Schmerz im Griff hat. Auf meinem Nachttisch zeigt sich die medizinische Entwicklung der Migränebekämpfung: Läge alles noch da, was ich im Lauf der Zeit zu mir genommen habe, es stapelte sich turmhoch bis zur Zimmerdecke. Melabon®, Cafergot®, Ergotamin, Migräne-Kranit®. Dann das Zeitalter der Triptane, von denen ich die meisten ausprobiert habe, bis ich bei jenem geblieben bin, das bei mir am ehesten wirkt. Dazu die vorbeugenden Kuren mit Antidepressiva, Betablockern, Antiepileptika, Calciumantagonisten. Keine der vorbeugenden Therapien hat bei mir eine nachhaltige Wirkung, keine hilft auf Dauer. Aber die Nebenwirkungen marschieren wie eine fünfte Kolonne durch meinen Körper: Haarausfall, Schleimhautentzündungen, Müdigkeit, Übelkeit, Angstzustände, Verstopfung, Durchfall, Antriebslosigkeit, Libidomangel, Gewichtsverlust, Gewichtszunahme.

*

Und so verlief schließlich mein Weg in den MÜKS, den Medikamentenübergebrauchs-Kopfschmerz: Die letzte Phase meiner fast dreißigjährigen Berufstätigkeit als Journalistin und Zeitungsredakteurin kann ich nur mit vielen Triptanen und einem verständnisvollen Chef bewältigen. Ohne dass ich ein Wort sage, sieht er mir an, ob »Kopf« ist oder nicht.

In dieser Zeit ist beinahe jedes Wochenende mit Migräne besetzt. Montags dann beuge ich mich über meinen Terminkalender und frage mich, wie ich da durchkomme: Interview, Porträtgespräch, Abschlussdienst, Lektorat. Alles unter Zeitdruck, alles fehlerlos. Menschen treffen, zuhören, notieren, recherchieren, Kommentare schreiben, telefonieren, an Sitzungen sitzen, Ideen haben, Artikel redigieren. Und: schreiben, schreiben, schreiben – im Großraumbüro mit zehn Kolleginnen und Kollegen, die das Gleiche tun wie ich. Manchmal, wenn es mir zu viel wird, schreie ich in den Raum, Ruhe bitte, es ist, verflixt nochmal, zu laut! Ich mache diese Arbeit seit ich 24 bin, für wechselnde Zeitungen, zu Beginn in freier Mitarbeit, später vollberuflich angestellt. Ich lebe davon, ich liebe es. Ich schreibe leicht und schnell, die Sätze gestalten sich während des Schreibens wie von selbst. Und doch. Wie soll ich mit diesem immer häufiger werdenden Kopfschmerz arbeiten bis zur Pensionierung, bis ich 64 bin? Ich kann es mir nicht leisten, früher aufzuhören, und ich will es auch nicht.

Vor jeder neuen Woche habe ich Angst. Zum Glück gibt es das Triptan. Wenn ich es früh genug nehme, kann ich den Anfall unterbrechen und zur Arbeit gehen. Zwar bin ich dann den ganzen Tag dumpf und unwohl, habe ein gerötetes Gesicht und fühle mich schlecht, aber es geht. Manchmal erkläre ich meinen Interviewpartnern, dass ich Migränikerin bin und Medikamente nehmen muss, sie sollen sich nicht irritieren lassen durch meine gedämpfte Stimmung, sie könnten sich darauf verlassen, dass meine Arbeit ok sein werde. Das war sie dann auch. In all den Jahren gibt es keinen Grund zur Beanstandung, im Gegenteil, ich liefere und ich finde Anerkennung, ich erarbeite mir eine Position. Aber der Preis, den ich dafür bezahle, ist hoch: Ich bin beherrscht von der Angst vor dem Schmerz. Was mache ich, wenn ich morgens damit aufwache? Das Interview? Das Porträt? Wann rufe ich den Fotografen an, um abzusagen? Wie erreiche ich den Interviewpartner jetzt, morgens um sechs? Soll ich absagen oder darauf vertrauen, dass das Medikament wirkt? Werde ich hingehen können, zwei Stunden sprechen, befragen, nachfassen? Und nachher gleich schreiben, weil der Artikel morgen fertig sein und übermorgen erscheinen muss …

Im Lauf der Jahre hat es meine Krankheit geschafft, auch dann da zu sein, wenn sie nicht da ist. Sie besetzt das Gelände, das mein Leben ist. Versaut, durchwühlt, umgegraben von der Wildsau Migräne. Ich bin es leid. Inzwischen brauche ich zehn bis fünfzehn Triptane im Monat, im

Hinterkopf rechnet es Tag und Nacht, es wird nicht reichen, es wird nicht reichen, Mitte des Monats schon fünf gebraucht, schon sieben, schon acht. Die Luft ist raus, ich weiß nicht weiter, meine Tage sind verloren, bevor sie richtig beginnen. Ich habe am 15. schon neun Triptane gebraucht. Ich bin angezählt.

Inzwischen bin ich 62 und stecke noch mitten in meiner Berufsarbeit, zwei Jahre wird es noch dauern bis zur Pensionierung und ich habe keine Ahnung, wie ich das schaffen soll.

*

Ich besuche in jener Zeit einen Neurologen, in der Regel alle sechs Monate. Die Konsultation läuft nach ritualisiertem Muster ab: Begrüßung, Plauderei, kurze Zusammenfassung der Migräne-Ereignisse meinerseits, Besprechung der aktuellen Situation, Erneuern des Dauerrezeptes, Ende des Gesprächs. Ich vertraue ihm, weil er erfahren ist in der Begleitung von Migränekranken.

Der Mailverkehr mit meinem damaligen Neurologen macht deutlich, wie sich die Schlinge zusammenzog: Zu Beginn der akuten Krise bedanke ich mich für die Verschreibung des Antiepileptikums und des Serotonin-Wiederaufnahmehemmers, die ich gewissermaßen als dämpfenden Teppich unter die Triptane lege. Weil ich davon todmüde werde, beängstigenden Haarausfall bekomme und die Migräne sich nicht bessert, setze ich im Einverständnis mit dem Arzt beides nacheinander ab und nehme dafür einen Calciumantagonisten, dessen Dosis ich nach Anweisung steigern muss. Nach kurzer Zeit legt das Medikament meine Verdauung lahm, ich bitte den Neurologen wieder um Rat. Inzwischen habe ich trotz Basisbehandlung jeden Tag Kopfweh. Es ist Vorweihnachtszeit, ich freue mich auf die vielen Familienbesuche und habe gleichzeitig schreckliche Angst davor. Die Kopfschmerzen steigern sich zu schweren Anfällen, schmerzfreie Tage gibt es kaum mehr. Der Neurologe hat mir inzwischen die allabendliche Einnahme des Triptans Naramig® verschrieben, unterstützt durch Relpax® und Paracetamol tagsüber. Vor Weihnachten erreiche ich eine Dichte von einem Naramig® täglich und gut fünfzehn Relpax® pro Monat – zusätzlich zur Anfallsbekämpfung. Ich bin bis obenhin voll von Triptanen und habe täglich Schmerzen.

Ich schreibe an meinen Arzt: »Seit dem 12. Dezember bis heute, 8. Januar, hatte ich mit dem abendlichen Naramig® drei kopfwehfreie Tage. An allen anderen Tagen habe ich starkes Kopfweh, das ich dann mit einem bis zwei Relpax® täglich zusätzlich zum Naramig® so weit dämpfe, dass ich arbeiten und auch sonst funktionieren kann. Das Kopfweh tritt am Nachmittag meist explosionsartig auf, manchmal ist es am Morgen schon da. Alle zwei bis drei Tage liege ich ab halb vier Uhr wach, trotz Schlafmittel.«

Zu dieser Zeit bin ich mir nicht im Klaren darüber, was sich in meinem Kopf entwickelt, ich weiß nicht, dass man Triptane in so hoher Kadenz über längere Zeit nicht einnehmen sollte, weil sonst ein sogenannter Medikamentenübergebrauchs-Kopfschmerz, der gefürchtete MÜKS, entsteht. Ich weiß nicht Bescheid über das, was schon geschehen ist in mir drin. Mein damaliger Neurologe allerdings ist der Ansicht, es werde übertrieben mit diesem MÜKS, die tägliche Einnahme von Naramig® könne man für eine gewisse Zeit verantworten. Ich glaube ihm und tue, was er sagt. Ich werfe ihm nichts vor, er hat mir zu helfen versucht.

Als es immer schlimmer wird und die täglichen Schmerzen nicht aufhören, schlägt er mir vor, einen einwöchigen Triptan-Entzug im Akutspital zu machen und mich anschließend ins Kopfweh-Programm einer spezialisierten Klinik aufnehmen zu lassen. Mein Arbeitgeber ist sofort einverstanden, er rechnet mit einer vierwöchigen Abwesenheit, gefolgt von einem schrittweisen Wiedereinstieg in die Redaktionsarbeit.

Auf meine Frage, wie ein solcher Entzug vor sich gehe, antwortet der Neurologe beschwichtigend: Man werde die Triptane absetzen und mir geeignete Antidepressiva und eine intravenöse Schmerzbehandlung geben, wenn es nötig würde. Ich würde nicht leiden und nicht »unten durch« müssen.

Ich bin also zuversichtlich, vor allem aber erschöpft und erledigt. Ich sehe keinen anderen Weg aus diesem Schlamassel – wenn es so weitergeht mit den andauernden Schmerzen und den täglichen Triptanen, gehe ich zugrunde. Bis jetzt war ich überzeugt davon, dass Migräne keine Krankheit zum Tod ist. Inzwischen bin ich mir nicht mehr so sicher.

*

An einem grauen und eiskalten Januarmorgen trete ich ins Spital ein und werde vom zuständigen Neurologen empfangen. Er erklärt mir, was während des Entzugs geschieht und stellt mir in Aussicht, es werde mich »ein wenig durchschütteln«, mein Triptangebrauch sei weit jenseits des grünen Bereichs. Nach dem Entzug empfehle er ein zwei- bis dreiwöchiges Kopfschmerz-Programm, man mache sehr gute Erfahrungen.

Auf der neurologischen Abteilung des Spitals ist kein Platz für mich, also bringt man mich auf die Innere Medizin, wo niemand auf mich gewartet hat und nichts vorbereitet ist. Ich werde in einem Viererzimmer untergebracht, im obersten Stockwerk, mein Bett steht direkt am Fenster. Ich bin erschöpft und verzweifelt, ich will nicht in den Abgrund direkt hinter der Glasscheibe schauen müssen. Es ist Abgrund genug in mir selbst. Ich bitte deshalb darum, in der Mitte des Zimmers liegen zu dürfen. Da ich Höhenangst geltend mache, kommt man meiner Bitte nach und schiebt mich weg vom Fenster. Eine Pflegerin installiert die Infusion, irgendetwas fließt in meine Venen, ich lege mich ins Bett. Die Triptane liegen zuhause, ich habe keine mitgebracht. Entzug heißt das also. Mein Gehirn ist abhängig von den Triptanen, die, statt den Schmerz zu nehmen, Schmerzen zufügen, wenn man zu viel davon schluckt. Ich habe mehr als zwei geschluckt – jeden Tag. Dabei habe ich kein einziges Mal in meinem Leben ein Triptan genommen, weil ich darauf Lust gehabt oder mich damit gut gefühlt hätte. Triptane machen nicht high, sie dämpfen nur und bewirken, dass du dich mies fühlst, obwohl der Anfall langsam, langsam gestoppt wird. Triptane sind nicht angenehm, sie verschaffen keinen Trip und keinen Flash. Sie sind nur ein Mittel gegen die Verzweiflung und gegen die Ausweglosigkeit, die im Schmerz der Migräne liegt. Triptane können helfen und ich wüsste nicht, wie ich mein Leben bestanden hätte, wären sie nicht in den Neunzigerjahren entwickelt worden. Acht bis höchstens zehn Triptane pro Monat sind vertretbar, darin sind sich Neurologen einig. Wer mehr braucht, läuft Gefahr, dass das Medikament den Migräneanfall nicht mehr kappt, sondern einen Dauerkopfschmerz auslöst. So weit bin ich nun.

*

Durch meine Infusion fließen ein Schmerzmittel, ein Antidepressivum, das auch gegen Kopfschmerz helfen soll, sowie ein Schlafmittel. Ich verbringe den ersten Nachmittag gemäß Notizheft wie in einer durchsichtigen Hülle, das Hirn scheint in einer Fruchtblase zu schweben und sich kaum an sich selbst zu erinnern. Es beginnt eine Reihe von Tagen, durch die ich mich hinschleppe, am Infusionsgestell wie an einem Pilgerstab durch die Gänge tappe, auch mal hinunter ins Kaffee. Aus dem Meer der grauen Stunden ragt ein Eisberg: Um vier Uhr morgens am zweiten Tag beginnt ein Migräneanfall von gnadenloser Heftigkeit über sechzehn Stunden, begleitet von unstillbarem Erbrechen, das achtzehn Stunden dauert. Alle 30 Minuten erbreche ich Reste von Gallensaft. Die andern drei Patientinnen im Zimmer empfangen bis abends um acht ununterbrochen Besuch, fast immer ist der Raum voller Leute, sie füllen ihn mit ihrem Lärm und ihren Gerüchen, während ich hin und her wanke zwischen Bad und Bett. Ich erbreche ins Klo, das wir zu viert benutzen müssen. Ab und zu erkundigt sich eine Pflegefachfrau nach meinem Befinden, mir ist so elend, dass ich kaum sprechen kann. Ich stottere ihr von meinem unstillbaren Erbrechen vor, bitte um ein wirksameres Mittel dagegen. Sie versteht mich falsch und meldet während der Visite, ich hätte zweimal erbrochen. Sie hat keine Ahnung, was mit mir abgeht, kein Wunder, sind doch Triptan-Entzüge nicht ihr Job. Am sechsten Tag des Entzugs bekomme ich starken Durchfall, der mich zusätzlich schwächt. Nach dem großen Anfall werden die Kopfschmerzen schwächer und hören schließlich ganz auf. Erst am Tag meines Transfers in die Rehaklinik werden sie wieder da sein.

Während dieser Woche im Akutspital bin ich so fertig, dass ich die Bitte um ein Einzelzimmer nicht auszusprechen wage, denn ich bin nur allgemein versichert, es steht mir nicht zu. Während des Entzugs besucht mich niemand von der Neurologie, schließlich liege ich auf der Abteilung für Innere Medizin, niemand fühlt sich wirklich zuständig für mich, einzig zum Entlassungsgespräch kommt ein Neurologe vorbei.

Die ärztliche Begegnung während des Entzugs spielt sich zwischen Tür und Angel ab: Ich informiere die diensthabende, fremdsprachige Assistenzärztin über mein heftiges Erbrechen und meinen massiven Migräneschmerz. Auch sie scheint mich falsch zu verstehen, glaubt, ich bitte sie um Triptane. Sie weist mich zurecht, was mir einfalle, ich sei hier auf Entzug. »Sie sind wie ein Drögeler, verstehen Sie.« Ich stelle mich mit aller mir verbleibenden Kraft vor sie hin. »Sie verstehen mich falsch, Frau Doktor. Ich will kein Triptan. Ich bin aus freien Stücken hier. Ich weiß, was ich tue, und ich lasse mich von Ihnen nicht auf diese Weise behandeln. Ich hatte schon Migräne, als Sie noch nicht einmal geboren waren. Diesen Entzug mache ich freiwillig und jetzt lassen Sie mich bitte in Frieden. Ich werde nicht weiter mit Ihnen sprechen.« Sie verließ mit wehendem Kittel das Zimmer, meine weiteren Begegnungen mit ihr verliefen wesentlich sanfter, ich habe ihr zum Schluss sogar noch erklären können, was ich wirklich von ihr gewollt hatte: dass man mein unstillbares Erbrechen zur Kenntnis genommen und etwas dagegen getan hätte.

Gegen Ende der Woche war der Anfall abgeflacht und das Erbrechen ausgestanden. Ich fühlte mich wie nach einer schweren Krankheit, aber ich war durch mit dem Entzug, eingetreten in eine gleißende Leere. Aber was sollte ich tun, wenn wieder ein Anfall kam? Ich hatte mich in die Obhut der Ärzte begeben, ich war nicht handlungsfähig und konnte nicht darüber bestimmen, was mit mir geschah. Ich saß in diesem Viererzimmer im obersten Stock eines Bettenhauses zwei Zugstunden weg von meinem Zuhause, meilenweit weg von meinem Mann, noch weiter weg von meinen Söhnen. Ich ertrug nicht einmal die Aussicht aus dem Fenster über das weite, grüne Land. Ich lag da und hielt meine Augen geschlossen, keine Kraft mehr, keine Perspektive.

Der Abschied im Spital war freundlich, trotz der Grenzerfahrung. Es gibt keinen leichten Entzug. Die Sache ist ruppig und Fehler können geschehen – die Betreuenden können gar nicht alles richtig machen für einen Menschen, der allein am Abgrund steht und sich selbst daran hindern muss, endgültig abzustürzen. Für mich waren diese sieben Tage eine Erfahrung von Schwäche und tiefer Verlorenheit, an deren Grund ich am Ende wiedergefunden habe, was ich verloren glaubte: die Kraft zum Weiterleben.

*

Und jetzt die Reha.

Das japanische Parfüm: Seit Jahren steht es im Schlafzimmer auf der Biedermeierkommode. An besonders schlechten Tagen erlaube ich mir einen Tupfer davon aufs Handgelenk, manchmal schnüffle ich auch nur daran – das Fläschchen ist beinahe leer, das Parfüm nicht mehr zu kaufen. Es ist der blumige, leicht herbe Duft, den ich damals getragen habe, als ich ganz unten war und wieder auf meine Füße wollte. In diesem Duft vergegenwärtigt sich mir jene Zeit in der Rehaklinik, als ich Hoffnung schöpfte und mir ein besseres Weiterleben langsam wieder vorstellen konnte. Wenn ich heute an diese Zeit denke, steigt mir noch immer der Duft in die Nase und ich sehe mich mit meiner Stofftasche über der Achsel – sie enthält das detaillierte Kur-Programm für die ganze Woche – durch die Gänge der Klinik laufen auf dem Weg zum Heublumenwickel, zum

Fitness-Wasserbecken, zum Gespräch mit der Neuropsychologin, zur Nackenmassage oder in den Fitnessraum zum gestrengen Physiotherapeuten, der meinen Puls misst und meine Umdrehungen auf dem Fitness-Velo zählt. Ich sehe mich plaudern beim Essen mit Leidensgenossinnen und Leidensgenossen. Sogar im Krankenzimmer haben wir drei alten Frauen es lustig. Nachts wird geschnarcht, was das Zeug hält. Wir schaffen es, uns das Badezimmer zu teilen – ohne Spannungen, ohne Frust. Ich erfahre die Lebensgeschichten der Zimmergenossinnen, wir nehmen gegenseitig Anteil an unseren Krankheiten und erzählen uns vor dem Einschlafen Geschichten, bis eine nach der andern verstummt. Es ist ein bisschen wie damals im Internat, wir alten Mädchen amüsieren uns köstlich miteinander und sind froh um diese Zeit in der Klinik. Jede von uns trägt seit Jahren eine gesundheitliche Last, jede muss sehen, wie sie nach der Reha mit allem zurechtkommt. Vorerst aber genießen wir die Kur und hängen uns ordentlich rein in unser individuelles Tagesprogramm, das auf die Minute durchgetaktet ist.

Nach dem Entzug im Akutspital komme ich mit starken Kopfschmerzen in der Reha an, bringe das Aufnahmegespräch in der Administration hinter mich und lege mich in meinem Dreierzimmer ins Bett. Die paar persönlichen Sachen habe ich ausgepackt, meine Reisetasche unten in den Schrank geschoben. Für die kommenden drei Wochen wird meine Privatsphäre aus der Fläche einer Matratze bestehen, dazu einem Nachttisch und einem schmalen Schrank. Das Zimmer hat einen Balkon, da werde ich jeden Tag die kalte Februarluft einatmen, dazu langsam die Arme heben und senken, das Gute zu mir ziehen, das Schlechte von mir weisen – wie die Entspannungstherapeutin es vormacht, die einfache Formel stört mich nicht. Das Wunderbare an diesem Kopfschmerzprogramm, das werde ich bald begreifen, ist das enge Netz, das hier um mich geworfen wird, während ich am äußersten Rand meiner Möglichkeiten stehe. Man fängt mich auf mitten im Sturz. Nach bald fünfzig Jahren Migräne bin ich in ein Problem mit meinem Medikament verstrickt; was mir helfen sollte, hat mich krank gemacht. Der Schmerz reproduziert sich selbst, er hat sich von seinem Ursprung entfernt und kreist nun mit mir in einer Art Totentanz, ich bin seine Geisel, er hat mich fest im Griff.

Ich liege im Dreierzimmer im Bett, die beiden Mitpatientinnen sind in ihrem Programm unterwegs, es tritt der gestrenge Physiotherapeut ein. Ich versuche, ihm plausibel zu machen, dass ich im Bett liege, weil ich einen Migräneanfall habe. Er ist der Meinung, dass ich aufstehen und mit meinem Bewegungsprogramm beginnen soll. Ich wehre mich und bleibe liegen, er ist verärgert und verlässt das Zimmer mit der Bemerkung, hier in der Reha würde man alles trotzdem tun. Kontrolliertes Eigentraining auch mit Schmerzen, Wassergymnastik auch mit Schmerzen, laufen an der frischen Luft auch mit Schmerzen, Gespräch mit der Neuropsychologin auch mit Schmerzen. Ich bleibe liegen und verweigere mich für die nächsten paar Stunden, die Migräne ist stark und wird stärker, ich kann so nicht aufstehen und nicht teilnehmen. Tags darauf ist der Anfall nicht abgeklungen, man gibt mir ein Zomig®, um die Sache zu unterbrechen. Es wird das letzte Triptan für Monate sein.

In den nächsten Tagen wird man mich mit dem Antidepressivum Efexor® in ansteigender Dosis und Remeron® als Schlafmittel einstellen, Kopfschmerzen werden mit intravenösen Gaben von Aspirin® 1000 Milligramm bekämpft. Triptane bleiben nach wie vor tabu. Eigentlich ist das alles gar nicht denkbar für mich, ich frage mich, wie mein Gehirn das überstehen soll, wie ich mich dem Sturz ins schwarze Loch entziehen kann, das sich unter mir auftut. Gleichzeitig bin ich voller Hoffnung, angeregt und zuversichtlich, ich freue mich auf den Stundenplan der kommenden drei Wochen, der so eng geknüpft ist, dass ich gar nicht durch die Maschen fallen kann. Ich bewege mich in diesem Haus voller kranker Menschen, die alle lernen wollen, besser zu leben. Ich beginne zu verstehen, dass man mir eine Hand bieten will zur Selbstrettung – und ich begreife vor allem, dass die Teilnahme unausweichlich ist. Gegen Ende meines Aufenthaltes in der Rehaklinik wird der leitende Neurologe mir zu verstehen geben, dass das alles eine Gratwanderung bleiben wird: der Umgang mit dem Schmerz, mit den Medikamenten – und der Kampf gegen das neuerliche Abrutschen in den Trichter mit dem großen Loch in der Mitte.

Jetzt aber das Reha-Programm, dem ich mich auch mit Kopfschmerzen stellen muss, die allerdings immer schwächer werden und manchmal sogar einen ganzen Tag Pause machen. Es öffnen sich mir Fenster und ich starre fasziniert ins Freie: Sollte es wirklich möglich sein, den Schmerz auf seinen Platz zu verweisen? Sollte es möglich sein, mich am Morgen in den Tag zu stürzen, durch die Stunden zu waten und abends anzukommen und keinen Gedanken daran zu verschwenden, wie der nächste Tag zu überstehen wäre?

*

Die Neuropsychologin besuche ich dreimal wöchentlich. Sie ist eine Fachfrau, die sich ohne jede Aufregung meiner annimmt, mir zuhört und mich bestärkt. An die Details unserer Gespräche erinnere ich mich nicht, aber natürlich geht es um den Schmerz, um die Medikamente und die Frage, wie ich mir einen Alltag bauen kann aus körperlicher Betätigung, pfleglichem Umgang mit meiner eigenen Geschichte und einem stabilen Gerüst aus ärztlicher Begleitung und Medikamenten, das mich stützt, ohne mich zu gefährden. Zum ersten Mal seit langer Zeit kann ich über meine Erfahrungen, die Schmerzen und Verluste in meinen Leben angstfrei sprechen. Manchmal, wenn mich niemand sieht, hüpfe ich durch die langen Gänge in mein Zimmer zurück.

*

Mit dem gestrengen Physiotherapeuten, der will, dass ich mich auch mit Schmerzen bewege, habe ich mich ausgesprochen und wir haben es jetzt ganz vergnügt zusammen, während er jeden Tag neben mir steht und mich anfeuert beim Velofahren. Ich hocke zweimal täglich auf dem Fitnessgerät und finde eine merkwürdige Lust an dieser doch leicht stumpfsinnigen, aber stets verfügbaren Art, sich zu bewegen. Der Zähler liefert immer bessere Resultate, ich schaffe immer mehr Umdrehungen gegen immer mehr Widerstand mit einem immer besseren Puls. Zuhause werde ich Rad fahren, den Fluss entlang, vielleicht sogar bis zum See.

Besonders gut tut das Rückentraining im Schwimmbad: Mit fast ausschließlich älteren Damen und Herren unterschiedlichen Fitnessgrades stehe ich bis zum Hals im warmen Wasser, halte mich an der Hilfsstange fest und tue, was man mir vormacht – auch dies eine angenehme Weise, mich zu bewegen, die ich mit Schwimmen im Außenbad ergänze, wo mir die kalte Luft um den Kopf kreist und ich mich leicht und hoffnungsfroh fühle. Oft bin ich jetzt schmerzfrei, ganze Tage lang. Es fühlt sich an, als trüge ich einen Luftballon auf den Schultern, der mich sanft nach oben zieht. Eine fantastische Leere breitet sich in mir aus, noch ist da, wo der Schmerz war, nichts. Es ist die Abwesenheit des Katastrophengefühls, die mich euphorisch macht – Wolken weiß glänzender Zuversicht ziehen über mich hin.

Nebst all der Turnerei, den Gruppenwanderungen bei jedem Wetter, den Fitnessgeräten und den anstrengenden Gesprächen mit Neuropsychologin und Ärzten gibt es zwei herrliche Verwöhnungen, die ich jede Woche kaum erwarten kann: die Rückenmassage und den Heublumenwickel. Was eine kräftige und einfühlsame Massage dem verspannten Rücken und Hals zugutetun kann, erlebe ich hier zum ersten Mal, wahre Zauberhände hat der freundliche Profi.

Ein richtiges Schmankerl ist der Heublumenwickel, den ich dreimal pro Woche verpasst bekomme. Ich lege mich aufs Liegebett zwischen Vorhängen, höre den kleinen Gesprächen des unsichtbaren Nebenmannes oder der Nebenfrau mit den Heublumenpflegern zu und entspanne mich. Sobald mein Oberkörper eingepackt ist in nasses heißes Heu und mehrere Schichten von Decken lasse ich mich in einen Dämmerzustand gleiten, sauge den Duft der Kräuter, des schwebenden Wasserdampfs und die leisen Geräusche in der Wickelhalle ein. Auch diese Herrlichkeit ist genau bemessen, auf die Minute pünktlich werde ich ausgewickelt und vom Liegebett komplimentiert, ziehe mich an, fasse meine Umhängetasche und eile zum nächsten Programmpunkt, den sie PMR nennen. Die Progressive Muskelrelaxation nach Jacobson ist ein echter Hammer: Noch heute, nach Jahren, mache ich dreimal pro Woche diese einfache und höchst wirkungsvolle Übung zur Muskelentspannung, inzwischen bin ich so gut darin, dass ich meistens einschlafe, bevor ich auf meinem Durchgang durch den Körper zu den Beinmuskeln komme. In der Klinik streckt man sich im Gymnastiksaal auf der Liege hin, von Kissen gestützt, auch hier wieder zusammen mit anderen Leidenden. Die kräftige Stimme der Therapeutin führt uns durch den eigenen Körper: Muskeln anspannen, die Spannung halten, loslassen. Und alles wieder von vorn: Hände, Arme, Schultern, Kopf. Und absteigend Bauch, Kreuz, Hintern, Füße, Beine. Alles gründlich, alles zweimal. Anspannen, halten, loslassen, dazu gleichmäßig in den Bauch atmen. Mir gelingt Entspannung auf diese Weise besser als mit Autogenem Training, weil die Übung beim Körper ansetzt und sich nicht nur im Kopf abspielt. PMR ist wohltuend und leicht zu lernen.

Drei Wochen lang also die Gänge auf und ab, über die Schulter gehängt die Stofftasche mit dem Therapieprogramm, fünf bis sieben Lektionen täglich, eine halbe oder ganze Stunde lang, dazwischen raus an die frische Luft, allein oder in der Gruppe. Gemeinsame Mahlzeiten im Patientenrestaurant, wir erzählen einander unsere Geschichten, muntern uns gegenseitig auf und gehen dann wieder unserer Wege. Es bildet sich so etwas wie eine Schicksalsgemeinschaft auf Zeit: Es gibt hier Frauen und Männer, alte und junge, die nicht weniger leiden als ich, es gibt auch solche, die noch schwerer krank sind – neurologische Patientinnen wie ich, aber auch Menschen mit Gefäßleiden, Erkrankungen des Bewegungsapparats, rheumatischen Leiden.

In den drei Wochen treffe ich niemanden, der unzufrieden wäre mit der Arbeit der Ärzte und Therapeutinnen, kaum einer schimpft über das Essen, alle sind froh, hier zu sein und bald mit neuem Mut und verbessertem Instrumentarium in ihren Alltag zurückzukehren.

*

Überlebenswichtig ist für mich immer und jetzt besonders die Familie: Mein Mann und meine beiden erwachsenen Söhne besuchen mich in der Reha, sie sind froh, dass ich hier aufgehoben bin und hoffen mit mir, dass nun bessere Tage kommen. Meine Kinder kennen mich nicht ohne Migräne, ihre Kindheit und Jugend sind davon belastet, genauso wie meine Kindheit von der Migräne meiner Mutter geprägt war. Auch mein Mann trägt meine Krankheit seit vielen Jahren mit. Ich kann mir keine liebevolleren und stärkeren Menschen als die drei vorstellen. Manchmal ist es schwer für sie und sie wissen kaum wohin mit diesem Schmerz, der mich nicht aus seinen Klauen lässt. Nun sitzen wir gemeinsam in der Cafeteria der Klinik, gehen spazieren, lachen miteinander und stellen fest: Es gibt Grund zur Zuversicht.

*

Worin also liegt der Zauber der Genesung, den ich hier am eigenen Leib erfahre? Immerhin ist es eine anstrengende, durchorganisierte Reha, es gibt Vorschriften und Anweisungen, keinesfalls dürfen Therapiestunden geschwänzt werden. Und, wie die Therapeuten sagen, »hier machen wir alles auch mit Schmerzen«. Niemand von uns Patientinnen liegt tagsüber im Bett, auch dann nicht, wenn wir uns mies fühlen. Wir werden mit Respekt behandelt, die Atmosphäre im Haus ist freundlich und nüchtern, das Essen ok. Warum aber schnuppere ich in schwierigen Augenblicken noch Jahre später am Parfüm von damals, warum fahre ich noch immer gern in die Klinik und besuche eine Sprechstunde in diesem unspektakulären Haus, in dessen Eingangshalle Rollstühle und Rollatoren die Szenerie prägen, hinkende, langsame Menschen in Trainingsanzügen herumspazieren? Warum sehne ich mich noch heute manchmal nach dem Ort meiner Reha, obwohl ich dort niemanden näher kennengelernt, keine neuen Beziehungen geknüpft habe? Es hat wohl mit einer Mischung aus all den Dingen zu tun, die eine gute Therapie auszeichnen: die Professionalität der Ärzte und Pflegenden, die uns Kranke ernst nehmen und auf Augenhöhe mit uns umgehen. Und auch wenn eine gewisse Strenge herrscht – wir brauchen diese Leitplanken, denn wir sind auf einem schwierigen Weg, ständig droht der Absturz. Es wird zwar nicht darüber gesprochen, aber für manche von uns, besonders auf der Kopfwehstation, geht es ums Überleben. Die Tatsache, dass hier meine Krankheit mit all ihren Auswirkungen als ererbtes neurologisches Leiden anerkannt wird, ist der Boden, auf dem meine Gesundung fortschreitet. Ich habe meine Krankheit nicht »selbst gemacht«, aber ich kann dazu beitragen, dass es mir besser geht. Wenn ich mich nicht begnügen will mit der kränkeren Version meiner selbst, werde ich mich auch für den Rest meines Lebens anstrengen, mich meiner gesunden Kräfte vergewissern und sie stärken müssen.

Sterben, das kann bei jemandem wie mir auch heißen, das Weiterleben nicht in die eigenen Hände zu nehmen, sondern aufzugeben, den Mut zu verlieren und sich zu verstricken im Dickicht von Schmerz und Medikamentenabhängigkeit, gefangen zu bleiben im Teufelskreis zwischen Wehrhaftigkeit und Resignation. Auf dieser verborgenen Folie meines Skripts wird die Frage von Selbstbehauptung oder langsamer Zerstörung abgehandelt. Um nichts anderes ist es für mich gegangen in jenen drei Wochen Reha. Darum muss ich an jenem Überlebensparfüm ab und zu wieder schnuppern.

*

Während der drei Wochen auf der Kopfwehstation habe ich Tagebuch geführt. Nun, Jahre später, liegt das schwarze Heft vor mir und berichtet mir von jenen Tagen des Kampfes. Immer wieder notiere ich, wie ich mit beginnender Migräne aufstehe, wie ich, wenn es nicht mehr auszuhalten ist, Aspégic® 1000 oder 2000 Milligramm intravenös erbitte. An manchen Tagen bleibt das Kopfweh da und ich mache einfach weiter. Nicht mehr jeder Schmerz schwillt zum Migräneanfall an. Manchmal sitze ich nachts im Gang, mache mir Tee, lese ein wenig, esse ein paar Cracker und schaue zu, wie die Nachtschwester ihren Rundgang macht. Ich bin selten allein, auch vor anderen Zimmern sitzen Leute, die nicht schlafen können. Manchmal schlurfen sie wie ich den Gang auf und ab. Es kommt immer öfter vor, dass ich das Kopfweh einfach Kopfweh sein lasse und trotzdem zum Schwimmen, zum Laufen, zum Velotraining gehe. Es geschieht, was ich nie für möglich gehalten hätte: dass der Schmerz von selbst verschwindet. Allerdings muss ich hier keine Interviews führen, keine Artikel schreiben, keine Korrekturen lesen, kein gar nichts. Erinnerungen an mein früheres Leben, an Trauer und Verlust, steigen auf. Ich sitze da und schaue mir zu. Zumindest dieser geschützte Alltag lässt sich mit Kopfweh bestehen, tatsächlich. Auf diese Weise erfahre ich, was am Ende des Schmerzes liegt: seine Abwesenheit. Mein Kopf ist leicht und leer.

*

Zusammen mit der Schmerztherapeutin kreiere ich ein Bild: Die längst verlorene Handpuppe meiner Kindheit, eine weiße Plüschkatze mit räudigem Fell und schwarzen Glasaugen, ist die Verkörperung meines Schmerzes. Ich fahre im Geist mit der Hand in sie, bewege sie und stelle fest: Der Schmerz ist ein Popanz. Er überlagert dick und fett mein ganzes Leben, macht sich beständig zum Thema, drängt mir seine Interpretation meiner selbst auf, er glaubt, mein Leben erzählen zu können, er glaubt, es besser zu wissen, er glaubt, größer zu sein als ich. Er ist mein Narrativ. Aber damit soll nun Schluss sein. Der Popanz lässt sich handhaben. Ich verweise die Puppe auf ihren Platz, sie darf, bildlich gesprochen, am Fußende meines Bettes, aber nicht am Kopfende sitzen. Sie darf mich ab und zu durch den Tag begleiten als das, was sie ist: eine schäbige kleine Handspielpuppe, die vor Altersschwäche fast auseinanderfällt. Inzwischen ist es mir möglich, eine ganze Therapiestunde lang über mich selbst zu sprechen, ohne ständig an Migräne zu denken. Das konnte ich früher nicht.

Manchmal greife ich mir wie im Traum an meinen merkwürdig leeren, merkwürdig leichten Kopf. Er will aufsteigen wie ein Ballon. Mein Notizheft berichtet von Tagen ohne Schmerz, von kleinen Wanderungen, immer besseren Werten im Trainingsraum, von einem Ausflug mit meinem Mann. Das Therapieteam ist erfreut und erstaunt, wie stark sich mein Zustand bessert, sie haben miterlebt und verstanden, was mit mir los war, als ich hier ankam.

*

Der leitende Arzt führt ein Austrittsgespräch mit mir und sagt, ich werde für immer auf dünnem Eis laufen, mein Leben werde eine Gratwanderung bleiben. Mit acht Triptan-Tagen pro Monat, also zwei Tagen pro Woche, muss ich auskommen, auch andere Medikamente soll ich so sparsam wie möglich verwenden. Die Antidepressiva, den Blutdrucksenker und das Schlafmittel muss ich vorerst beibehalten. Ich soll mir von Fall zu Fall überlegen, wie mein Kopfweh sich im Lauf des Tages entwickeln könnte. Ich werde Tage mit Schmerzen, aber ohne Medikamente durchleben müssen, ich werde mit Schmerzen arbeiten und ich werde lernen müssen, meine Angst und meine Panik vor Migräneanfällen einzudämmen. Ich darf dem Schmerz nicht mehr erlauben, mich auf so verheerende Weise zu dominieren. Den Zähler soll ich jetzt auf null stellen, sagt der Arzt, wir hätten hier Tabula rasa gemacht, fast jedenfalls. Niemand kann heute behaupten, ich sei eine chronische Migränikerin, ich darf mich dieser Diagnose nicht unterwerfen. Erst mal sehen, wie oft und wie stark die Anfälle noch kommen werden. Nicht aus jedem Kopfschmerz muss eine Migräne entstehen. Bewegung ist auch mit Kopfschmerzen möglich, leichteres Kopfweh ist zu ertragen ohne Medikament. Unter der Schmerzkruste, sagt mir der Physiotherapeut zum Abschied, ist mein Körper leistungsfähig und bewegungslustig. Es wird mir aufgetragen, mich auch zuhause viermal wöchentlich zu bewegen, mit dem Improvisationstanz weiterzumachen, Velo zu fahren, zu wandern und zu schwimmen. Ich nehme die Gesetzestafeln entgegen und steige vom Berg. Ich notiere alles in mein schwarzes Heft und weiß: Es gilt ernst.

Nach drei Wochen – eine Woche Verlängerung hatte mir die Krankenkasse auf ärztlichen Antrag zugestanden – war die Reha vorbei. Das therapeutische Fachpersonal attestierte mir, man habe kaum je eine so spektakuläre körperliche und psychische Erholung festgestellt: Die Kopfschmerzen waren immer schwächer geworden, die Anfälle seltener. Ich hatte tagelange Schmerzpausen, die Triptane blieben tabu, Aspégic intravenös half über das Schlimmste hinweg, ich brauchte es immer seltener. Der leitende Arzt hatte mir erklärt, dass das Gehirn nach zwei bis vier Wochen ohne Triptane sich umgestellt habe und die Anfälle deutlich seltener auftreten würden. Ich glaubte ihm.

Die Freude an Bewegung und frischer Luft war zurückgekehrt, in meinem Kopf tummelten sich Zukunftsvorstellungen von einem einigermaßen gesunden Alter, dessen Schmerz zu ertragen sein würde. In der Tasche trug ich einen genauen Plan, wie ich mit den Medikamenten umgehen sollte, begleitet von meiner Hausärztin und vom niedergelassenen Neurologen. Regel Nummer eins: Keinesfalls mehr als zehn Tage mit Triptanen im Monat, besser nur acht. Alles andere würde erneut in die Katastrophe führen. Die stützenden Psychopharmaka sollte ich noch eine Zeit lang weiternehmen und dann langsam aussteigen. Alles, was ich an vorbeugenden und stärkenden Therapien eingeübt hatte, sollte ich einbauen in meinen Alltag – die Bewegung, die Entspannungsübungen, die Selbstkontrolle der Medikamente samt Kopfschmerztagebuch, die ärztliche Begleitung, den geregelten Tagesablauf, die gesunde, vernünftige Ernährung. All das war ja nicht neu. Es war auch nicht so, dass ich früher nicht auf mich geachtet hätte. Es war nur in den 53 Jahren Migränekrankheit jene Lawine aus Schmerz, Kampf und Verzweiflung in Gang gekommen, die eine immer breitere Schneise in mein Leben gerissen hatte. Ich war in den Talgrund, an den Fuß des Lawinenkegels gerutscht. Um ein Haar wäre ich verschwunden. Nun war ich da erst mal raus und musste meinen Alltag neu leben lernen. Noch zwei Jahre lang würde ich berufstätig sein, das wollte ich schaffen – und dann gesund und munter mit 64 in Pension gehen. Als eine Frau, die trotz ihrer ererbten Krankheit ihr Leben bestanden hat.

*

Nach der Reha steige ich langsam wieder in meinen Job ein mit wachsendem Pensum, bis ich nach mehreren Monaten auf dem alten Niveau meiner Leistungsfähigkeit bin – der Job als Redakteurin und Journalistin macht mir wieder Freude, meine Artikel finden gutes Echo wie zuvor. In der Freizeit schreibe ich an eigenen Texten.

Die Psychopharmaka nehme ich zu Beginn weiter, nach einigen Monaten setze ich sie mit dem Einverständnis der Hausärztin und des Neurologen langsam ab, ich möchte mich wieder unverfälscht spüren ohne das Korsett der Medikamente. Mit der Zeit wird es mir gelingen, auch das Schlafmittel abzusetzen und meinen natürlichen Schlaf wiederzufinden. Alles geschieht langsam und vorsichtig – der Wiedereinstieg in die Arbeit, das Leben ohne Dauermedikation. Während der ersten Jahre nach der Reha – also über die Pensionierung hinaus – bleibt mein Zustand mehr oder minder stabil: Ich habe wesentlich weniger Kopfschmerztage, dazwischen echte Pausen. Mit der Zeit aber werden die Anfälle wieder häufiger, ich nehme, abgesprochen mit dem Neurologen, wieder das erste Triptan. Es fühlt sich an wie ein Tabubruch. Mehrere Jahre lang komme ich mit vier bis fünf Einnahmetagen pro Monat aus, meist genügt eine halbe Tablette, bei starken Schmerzen nehme ich eine ganze, selten nur brauche ich zwei. Und dann, allmählich und ohne Übergebrauch von Triptanen, zieht es wieder an: Die großen Migräneanfälle kommen aus der Deckung und beginnen, sich erneut einzunisten in meinem Leben. Noch aber beherrschen sie mich nicht, noch ist der Popanz nicht wieder aufgestanden.

Die zwei Jahre bis zu meiner Pensionierung gleichen der Zielstrecke eines Dauerlaufs. Ich habe meinen Beruf geliebt, das Schreiben ist mir leichtgefallen, war mir niemals eine Anstrengung. Aber jetzt bin ich müde vom Zuhören. Vierzig Jahre lang habe ich mich Menschen zugewandt, die mir ihr Leben erzählten, ich habe daraus meine Geschichten gemacht – ich war für sie ein Spiegel und musste wenig von mir preisgeben. Ich habe neben der Zeitungsarbeit ein Buch geschrieben. Da und dort sind Gedichte von mir veröffentlicht worden. Ich hatte bescheidene Erfolge.

Ich nehme also mit 64 Jahren Abschied von meiner Arbeit als Redakteurin und festangestellte Journalistin, aber bis heute bin ich freischaffend und publiziere. Genau wie mein Mann hocke ich über Texten – er über seinen, ich über meinen. Zusammen mit ihm bearbeite ich unseren Garten, er macht Gemüse, ich ziehe Blumen. Meine Söhne sehe ich oft, unser Kontakt ist lebendig und liebevoll. Würde mein erstgeborener Sohn noch leben, wäre er heute über 50 Jahre alt. Seit Jahrzehnten fehlt er im Dreigestirn. Jedes Jahr an seinem Geburtstag schicke ich ihm Blumen aufs Grab. Auf den Grabstein habe ich einen Ammoniten gelegt, dessen Bahnen sich nach innen winden bis zum Kern.

*

Nach meiner Pensionierung arbeite ich als freiwillige Helferin in einem Integrationsprojekt für Migrantinnen und ihre Kleinkinder mit, eine Aufgabe, die mich bereichert und ab und zu auch herausfordert. Mein Leben ist reich an Freundschaften und anregenden Kontakten. Zusammen mit gleichaltrigen Frauen habe ich einen Diskussionskreis gegründet, inzwischen sind wir Freundinnen. Und nach wie vor besuche ich meine Gruppe für Bewegungsimprovisation, seit bald 30 Jahren tanzen wir zusammen. Und im letzten Sommer habe ich mir ein blaues E-Bike gekauft. Ich befolge nach wie vor die Empfehlungen der Ärzte, ich mache es gut.

Dennoch hat sich, ich weiß nicht wie, die Gemengelage in meinem Kopf etwa fünf Jahre nach der Reha wieder deutlich verschlechtert. Es erhebt sich erneut der vielstimmige Chor der Mitdenkerinnen und Ratgeber: »Aber jetzt, wo du nicht mehr arbeitest, hast du doch keinen Grund mehr für Migräne. Aber jetzt, wo du keinen Stress mehr hast, musst du doch kein Kopfweh mehr haben. Vielleicht ist es doch das Klima. Der heiße Sommer. Der eisige Winterwind. Der ständige Biswind. Vielleicht solltest du doch eine Gesprächstherapie machen. Kann sein, dass Dinge von früher … du hast doch viel Schweres erlebt. Bist du auch sicher, dass du richtig isst? Schokolade soll, zu viel Käse soll, Tomaten können … Kann es sein, dass du zu viel Käse isst? Ich kenne eine, die hat Migräne bekommen wegen einer Histamin-Allergie. Hast du Akupunktur probiert? Vielleicht grübelst du zu viel?«

Ich kann es nicht mehr hören. Möchte mit niemandem darüber reden. Und tue es doch. Rede, erkläre und werde wütend, weil sie es nicht kapieren. Ich will ihr Mitleid nicht und bin doch angewiesen auf Verständnis. Ich will meine Krankheit nicht thematisieren und tue es doch. Ich bin wieder sozial unverlässlich geworden, sage Treffen ab. Verschiebe und lasse alles im Ungewissen. Niemand kann mit mir rechnen, niemand soll mich sicher erwarten. Ich komme, wenn ich kein Kopfweh habe. Wenn du bis neun Uhr morgens nichts hörst, dann kann ich teilnehmen. Andernfalls sage ich dir rechtzeitig ab.

Ich habe wieder Angst vor allem, besonders vor Weihnachten, vor schönen, fröhlichen Festen mit Besuch. Ferien sind ein Horror. Wie soll ich diesen Nachtzug besteigen, dessen Fahrkarten wir vor Wochen bestellt haben. Was mache ich, wenn ich an diesem Abend Migräne habe? Genossenschaftsarbeit, Schreibarbeit, Gartenarbeit, Freiwilligenarbeit. Ich liebe das alles, aber ich habe Angst. Wie soll ich das schaffen, wie kriege ich meinen Fuß vor die Tür? Wie wird es Abend werden? Was, wenn jemand anruft und mit mir etwas besprechen will? Was erkläre ich der Kollegin, wenn ich schon wieder das Mittagessen absagen muss? Was, wenn ich den bestellten Artikel nicht rechtzeitig fertigkriege?

Inzwischen, ich gehe auf die Siebzig zu, brauche ich wieder jeden Monat zehn Triptane, und meistens reicht auch das nicht. Es kommen die einschlägigen Schmerzmittel dazu, dies und das und jenes ... lauter Zeugs, das nichts nützt und mir auf Magen und Darm schlägt. Schlafen kann ich nur, wenn ich ein halbes Schlafmittel nehme. Nacht für Nacht sitze ich in der Küche, lese und trinke Tee.

Der Sumpf reicht mir wieder bis zu den Knöcheln. An Weihnachten, wenn unsere erwachsenen Kinder kommen – immer schön auf die einzelnen Tage verteilt, damit es nicht zu viel wird –, nehme ich am Vorabend eine Vierteltablette Relpax®. Zur Sicherheit. Wenn ich einen Porträt-Termin habe, nehme ich am Vorabend eine Vierteltablette Relpax®. Wenn ich auf den Zug muss, eine Vierteltablette Relpax®. Es ist der einzige Weg, mich einigermaßen sicher zu fühlen. Wenn ich am Vorabend eine Vierteltablette zur Prävention nehme, ohne dass ich Migräne habe, bin ich am nächsten Tag mit hoher Wahrscheinlichkeit schmerzfrei und kann tun, was ich geplant habe. Ich weiß, dass ich damit wieder auf den gefährlichen Weg einbiege, aber es ist die einzige Möglichkeit, ohne permanente Panik vor dem nächsten Tag zu leben. Nur: Jeder Monat hat mindestens zehn besondere Ereignisse, die bestanden werden müssen. Dazu kommen die Tage, an denen ich mit Migräne erwache, meistens morgens um vier. Wie also soll ich mit zehn Triptanen auskommen? Die Schlinge zieht sich wieder zu. In meiner Not versuche ich, einen großen Anfall nur mit einem leichten Schmerzmittel durchzustehen. Das Resultat ist eine Migräne-Katastrophe von zwei Tagen und zwei Nächten Dauer, begleitet von unstillbarem Erbrechen und nachtschwarzer Verzweiflung. Was soll ich tun? Wie soll ich verhindern, dass die Triptane mein Gehirn kaputtmachen? Was, wenn der Schmerz nie mehr aufhört? Wenn wieder Dauerkopfschmerz entsteht? Wieder ein MÜKS?

*

Im Alter von fast 69 Jahren, sieben Jahre nach meinem Aufenthalt auf der Kopfwehstation, ist mir das Leben verleidet, weil ich fast nie schmerzfrei bin, angstfrei bin ich gar nie. Jeden Abend vor dem Zubettgehen frage ich mich, wie ich am kommenden Tag aufstehen werde. Die Angst vor dem Schmerz und den Medikamenten lähmt mich. Ich muss mir eingestehen, dass ich nach 53 Jahren Migräne bis ins Innerste geprägt bin von meiner Krankheit, die durch einen genetischen Fehler in meinem Gehirn entsteht und mich zu dem gemacht hat, was ich heute bin: eine alte Frau, eingemauert in Schmerz.

Und doch habe ich ein volles und ganzes Leben geführt. Familie, Freundschaften, Beruf, Reisen, Tanzen, Schreiben. Ich habe nicht aufgegeben, weil ich wusste, es kommen Tage ohne Schmerz. Tage ohne Schmerz und ich wäre nicht da, sie zu leben … undenkbar. Am tiefsten Grund der Verzweiflung ist mir immer der Himmel in den Brunnen gefallen. Und oben über den Rand haben sich meine Menschen gebeugt und meinen Namen gerufen.

Und noch immer gibt es nebst all den Schmerzen auch dies: leuchtende schmerzfreie Tage. Wenn ich ohne Kopfweh erwache, öffne ich als Erstes das Schlafzimmerfenster und sauge den Tag ein: den Duft von Kaffee aus der Küche, das Licht, die Vögel im Haselbusch direkt vor mir … Die Luft ist satt und duftgeschwängert, sie umfließt mich, ohne wehzutun. An solchen Tagen hat die Krankheit nicht die Kraft, mich zu schwächen und zu ängstigen. Ohne Gedächtnis und ohne Geschichte tauche ich ein in mein Lebendigsein. Das Wissen um solche Tage lässt mich den Rest ertragen. Ich weiß es, ich verlasse mich darauf, ich sehne mich danach. Die Seligkeit eines gewöhnlichen schmerzfreien Tages. Dafür lebe ich. Dafür stehe ich die dunklen Stunden durch, die jetzt wieder häufiger sind als die hellen. Aber selbst dann, wenn die Migräne mich niederzwingt, weiß mein Körper, dass er tief innen gesund ist und stark.

*

Ich werde jetzt, zuhanden meiner Leidensgenossinnen und Leidensgenossen, erzählen, was mir geholfen hat, mit dieser schmerzlichen Geschichte zu leben, ohne ganz zu verzweifeln.

Tanzen kann ich besser als laufen. Seit dreißig Jahren tanze ich. Als ich mit der Bewegungsimprovisation begonnen habe, war ich vierzig, nun bin ich über siebzig und tanze immer noch mit der gleichen Gruppe. Die meisten sind jünger als ich, mein Körper ist schwerer, meine Bewegungen sind langsamer, alle zusammen sind wir älter geworden. Ich tanze meine eigene Spur und die führt immer zu den andern. Wenn wir tanzen, sind wir enge Freunde, nach der Stunde gehen wir auseinander bis wir wieder zusammenkommen. Unser Tanz hat keine geregelte Form, wir sind frei, uns improvisierend so zu bewegen, wie das Thema, vorgeschlagen von unserer Lehrerin, es vorgibt. Kein Paartanz, kein Schrittezählen, keine Taktvorgaben, kein Leistungsdruck. Stattdessen Begegnung, gewachsenes Vertrauen, Lust an Bewegung, Rhythmus und Musik. Die Schwere fällt von uns ab, wir tanzen aufeinander zu, voneinander weg. Der Augenblick hat uns, wir haben ihn.

Wir entwickeln Figuren, die Geschichten erzählen und uns in den besten Momenten über uns selbst hinaustragen in eine Sphäre unbekümmerter Gegenwart. Das Tanzen hat nicht meine Migräne beseitigt, im Gegenteil, oft genug hat sie mich am Tanzen gehindert. Aber der Wunsch und der Wille, zurückzukommen und wieder teilzunehmen, hat mich nie verlassen. Tanzt, tanzt, sonst seid ihr verloren, sagte Pina Bausch. Ich tanze, tanze. Wenn auch manchmal nur noch in Gedanken.

*

Die Musik. Auf dem Rücken liegen, die Augen geschlossen. Im Radio, überraschend, Fritz Wunderlich, der Tenor aller Tenöre. Ich habe ihn angehimmelt, als ich dreizehn war und noch heute geht mir seine Stimme aufs Zwerchfell, dorthin, wo der Schmerz sich an der Freude festsaugt und eins das andere nicht mehr loslässt.

Als der Sänger im September 1966 auf der steilen Treppe einer Jagdhütte über seinen Schuhbändel stürzt und stirbt, bin ich nicht zu trösten. Noch heute, als alte Frau, stockt mir der Atem, wenn ich seine Stimme höre. »Horch, die Lerche singt im Hain ... Komm, oh holde Dame ...« All dies hat mit meiner Migräne eigentlich nichts zu tun. Aber vielleicht wächst diese Stimme ja aus der Wurzel allen Menschenschmerzes. So gesehen ist Fritz Wunderlich durchaus eine Antwort auf die Migräne.

*

Das Schreiben ist in meinem Leben ungefähr so lange schon gegenwärtig wie die Stimme von Fritz Wunderlich. Also seit ich dreizehn bin. Ich habe mir später damit mein Leben verdient, das hat mich wenig Mühe, aber viel Arbeit gekostet. Und auch sonst habe ich geschrieben – ein Buch, tausende von Zeitungsartikeln über fünfzig Jahre hin, Gedichte, Essays und anderes mehr.

Die Sache hat aber eine Rückseite und die lasse ich gern gegen die Wand gekehrt. Manchmal weiche ich aus. Lenke mich ab. Lasse mir nichts einfallen. Ist ja immer genug anderes zu tun. Draußen im Garten, drinnen im Haus, im Leben überhaupt. Mitmenschen brauchen mich, die Sorgen der Welt verstopfen mir den Kopf. Ich flaniere gern im Internet. Aber natürlich ist das keine Art, das führt nirgends hin. Interessant ist ja nicht, was man muss, sondern, was man kann. Und so kehre ich immer wieder zu meinen

Sätzen zurück, allem zum Trotz. Seit ich dreizehn bin, schraube ich an ihnen herum. Einige wurden beachtet, andere gingen vergessen, auch von mir selbst. Wichtig ist, dass man sich hinsetzt, sich konzentriert und sich hinreißen lässt, weil man ja solche Freude hat, wenn die Buchstaben kullern und die Wörter sich zu Lawinen aufstocken, Schneisen schlagen in unbegangenes Gelände. Aber natürlich geht das nur, wenn der Kopf nicht wehtut. Mitten in der Migräne denkt er daran, wie es sein wird, neue Wörterhaufen zu machen.

*

Der Garten. Manchmal, wenn alles nichts hilft, will ich einfach draußen sein, bei den Rosen, den Akeleien, den alten Apfelbäumen. Dann will ich im Licht sein, das sich von Halmspitze zu Halmspitze spinnt, und will der schwarzblauen Holzbiene zusehen, wie sie in der Baumrinde verschwindet und wieder herauskommt, wie sie ihre dunkel schillernden Flügel spannt, fortfliegt und zurückkehrt, ausgeliefert ihrem geheimnisvollen Ziel. Garten, das ist Bewegung. Das ist hauen und stechen, streicheln und bohren, zudecken und festbinden, freischaufeln und dem Licht aussetzen. Garten ist Erde, Wasser, Licht und Luft. Garten ist Vogelmusik, Garten ist Duft. Garten ist hart und gut, weich und getrost, Garten ist müssen und dürfen, Ankunft und Abschied, Anbinden und Loslassen, Rhythmus, Zeit und Unzeit. Garten ist Müdigkeit und Verdruss. Garten ist dasitzen, hinschauen und begreifen. Garten, das ist die alte Friedenslinde von 1945, wie sie Jahr für Jahr ein zitterndes Lindgrün aus dem alten Holz hervordrückt, wie sie mir im Frühsommer eine stille Kammer aus Blattwerk webt, die mich tröstend einschließt, wenn ich da sitze mit leerem Kopf auf meinem Stuhl.

*

Und bitte, man mache keinen Mythos aus der Migräne. Es haben nicht nur besonders gescheite und sensible Menschen Migräne. Migräne ist auch kein Ritterschlag, den man vom Schicksal entgegennimmt und dadurch so illuster wird wie Alexander der Große, Richard Wagner, Vincent van Gogh, Virginia Woolf, Albert Einstein, Marie Curie und all die andern berühmten Kranken im Kopf. Und auch wenn man uns weismachen will, Salvador Dalí habe sein Bild mit den zerfließenden Uhren während eines Migräneanfalls gemalt ... Warum sollen wir das glauben, die wir während unserer Anfälle würgend über der Kloschüssel hängen, den Kopf gegen die Wand schlagen möchten und kaum einen Bleistift in den Fingern halten können? Sollen wir in dieser Situation Bilder malen, Bücher schreiben, Filme drehen? Sollen wir besonders zündende Ideen haben, weil uns der Kopf hämmert und der Magen sich dreht? Migräne, wenn man sie hat, ist einfach nur ein Elend, eine himmeltraurige Misere, die sich durch nichts beschönigen lässt. So. Ich jedenfalls schreibe besser ohne Migräne und mein Schreiben ist auch nicht der Gewinn, den ich aus meinen lebenslangen Schmerzen ziehe. Genauso wenig wie die Migräne der Preis für mein Schreiben ist.

Dass aber ein Mensch, dessen Leben von wiederkehrenden Schmerzzuständen verdunkelt ist, eine andere Sicht auf die Dinge hat als eine kugelrund gesunde Person, das darf man wohl annehmen. Und dass sie oder er darum anders schreibt, anders malt, anders komponiert oder anders schweigt, das wird wohl so sein.

*

Den Schmerz beschreiben, sich selbst die Erklärungshoheit geben. Wenn sogar Virginia Woolf beklagt, es sei ihr unmöglich, den Migräneschmerz zu beschreiben, was soll denn ich? Trotzdem der Versuch: In meinem Kopf wächst eine Art Lavamasse, die sich ausdehnt, aufquillt, an die Schädelwände stößt, während gleichzeitig von außen ein eiserner Ring eng und enger um meinen Kopf geschraubt wird. Von innen drängt es nach außen, von außen nach innen. Über meinem rechten Auge versteinert langsam ein schwarzer, glühender Klumpen. Diese beiden einander widerstrebenden Aktivitäten in meinem Kopf verursachen gleichzeitig ein Gefühl der Verengung wie auch der Entgrenzung. Es zieht, es schraubt, es hämmert. Es verklumpt und dehnt sich aus – welche von beiden Kräften mir den Schädel sprengen will, kann ich nicht mehr unterscheiden. Der Schmerz ist eine schwarze Insel und niemand kann bei mir landen. Ich liege in Dunkelheit, ab und zu öffnet sich eine Tür, ein Glas Wasser wird mir gereicht, eine Tasse Tee. Wenn ich mich auf meinem Bett von einer Seite auf die andere drehe, kommt der Brechreiz, mein Magen sondert Galle ab, deren Bitterkeit im Mund hängen bleibt. Von draußen dringt Alltagsgeräusch, in die Ferne gerückt und wattiert durch das Medikament. Die Empfindung der sich ausdehnenden Schwärze hat nun meinen ganzen Körper erreicht, ich fühle nicht mehr, was Kopf ist, was Magen, was Bauch. Ich bin vom Leben getrennt wie altes, verkrustetes Blut. Helfen kann mir jetzt nur die verrinnende Zeit. Sie wird meinen Kopf leeren und mich zurückstülpen in mich selbst. Nichts will ich als atmen, still sein und leer. Ein Kissen aus weißem Leinen, Dämmerung, Kühle. Langsam zieht der Schmerz seine bleiernen Schleppen zurück.

*

Der ganz gewöhnliche Alltag, welche Lust. Nichts geht über den Morgen, an dem ich ohne Kopfschmerz erwache. Frische Luft ins Haus, hüpfende Vögel im Garten, der Kaffee auf dem Tisch, das Brot, die Gedanken an die Stunden, die vor mir liegen. Es ist die reine Lust, vor allem dann, wenn es der zweite Tag nach einem Anfall ist. Ich mache mit meinem Mann ein kleines Küchentänzchen und bin bereit für meine gewohnten Aufgaben, bringe das Haus in Ordnung, wasche Wäsche, kaufe ein, genieße das Essen und setze mich an den Computer zum Schreiben. Ich liebe die Tage ohne jeden Termin, Stunde um Stunde in kleiner Freiheit, die Freude der alltäglichen Bewegung im Garten, das Handhaben der Werkzeuge, das Beiseitelegen, die Vollendung des Tagewerks. Ich bin, was ich tue. Ich bin heute nicht besetzt von Schmerz und gequälter Körperlichkeit. Ich denke nicht über mich nach, ich betrete die Stunden des Tages mit tiefer Zufriedenheit, als ginge ich durch eine hellerleuchtete Zimmerflucht. Welch ein Genuss ist der normale, guteingerichtete, gewöhnliche, schmerzfreie Alltag. Vielleicht muss man alt und migränekrank sein, um das zu erkennen.

*

Das Lesen. Seit Kindertagen schenkt es mir ein Doppelleben, schwebende Gestalten, in Buchstaben gestanzt, tanzen neben mir her und erzählen mir eigenes und fremdes Leben. Schon am Morgen freue ich mich auf den Abend, wo ich ins Bett schlüpfen darf, die Nachttischlampe an, Decke zurechtgezogen, der Blick geht zu C., der sich mit seinem Buch schon eingewickelt hat in den Kokon aus Dämmerlicht, fremden Gedanken und eigenem Traum. Er wird das Licht vor mir löschen und mich jenem Gewirk überlassen, das sich in mir als Lesende über die Jahrzehnte zusammengefilzt hat aus all dem Gedachten und Notierten, Erinnerten und Vergessenen, Erzählten und Erhorchten. Mein Mann liest drei bis vier Bücher parallel, ich lese eines, auf das sofort das nächste folgt. Beide sind wir niemals ohne Buch, auch nicht für einen einzigen Tag.

Nur der Anfall kann es mir verderben. Denn natürlich kann ich nicht lesen, wenn ich Migräne habe. Es türmen sich dann die Berge aus Büchern neben mir, in jedem Zimmer ragen sie hoch, am ungeniertesten aber im Schlafzimmer, wo ich liege, voll von Geschichten ohne Schluss. Die Bücher sind mir so fremd geworden wie ich der Welt. Aber, ich weiß, sie warten auf mich, vielleicht schon morgen ist die Misere vorbei und ich bin zurück in meinem Doppelleben aus schwarzen Zeichen auf Papier. Ich muss mein Buch nur leicht schütteln und es erheben sich im Schwarm die Geister, mich bergend in ihrer flüchtigen Präsenz.

So wie mich die Migräne ein Leben lang begleitet, sind die Bücher mir Lebensgefährten, ein rettendes Gegengewicht zur Substanzlosigkeit des Schmerzes.

*

Die Freuden des Körpers, ach. Auf der Haut das Wasser, das Licht, jemandes Hand. Im Auge die Landschaft aus Hügeln, weit und grün, fern verebbend wie ein Traum. Musik, den Körper durchströmend, Nahrung aus Klang. Die Herrlichkeit des Essens, ich schlürfe Welt in mich hinein, Tomate, Zitrone, Brot und Grünzeug, ich nehme Wohlgeschmack in mich auf, ich bin Materie, hart, weich, scharf und süß.

Die Freuden des Körpers, ach, sie werden verraten durch den Migräneanfall, durch die permanente Erwartung dieser Qual. Gestört, allem voran, die Liebe: Sie setzt sich im Trauerflor neben das Bett und bedauert den leidenden Geist … Die Migräne ist die große Verräterin aller Körperfreuden. Aber – ihre Tage sind gezählt. Und auch wenn sie wiederkommt, ihre Macht reicht nicht aus gegen die Lust am Dasein. Während des Anfalls ist mein Körper krank, zwischen den Anfällen bin ich die meiste Zeit gesund oder an anderem krank. Bin ich geheilt vom Anfall, setze ich mich zum Essen und es schmeckt wie in den ersten Tagen der Schöpfung, der Apfel vom Baum, süß und saftig für mich. Ich esse, ich tanze, ich bewege mich an der frischen Luft. Ich umarme und werde umarmt. Meine Menschen fragen nach mir und atmen auf. Ich lese, ich schreibe, ich bin zufrieden mit meinem Tun.

So gesehen ist meine Migräne trotz allem gnädiger als andere schwere Krankheiten. Sie lässt mir Licht und Luft, sie lässt mich atmen, sie lässt mir Zeit. Bis sie wiederkommt und den kleinen Tod von mir verlangt. Den gebe ich ihr, damit sie mir das Leben lässt.

*

Und schließlich, mit 70, die Wende. Überraschend und unverhofft. Seit Monaten lese ich in der Presse, im Internet, in Patientenforen: In den USA ist ein neuer Wirkstoff in Entwicklung, ein Antikörper, der im Hirn auf jenen fehlerhaft arbeitenden Rezeptor einwirkt, der die schmerzauslösenden Signale überträgt: Der Migräneschmerz wird blockiert, bevor er entstehen kann.

Ich verfolge die Sache mit größtem Interesse und sobald das Medikament in der Schweiz zugelassen ist, setze ich mich mit dem Neurologen, der die Zulassungsstudie lokal koordiniert hat, in Verbindung. Ich bitte ihn, mich als seine Patientin anzunehmen und mir das neue Medikament zu verschreiben, sofern es für mich medizinisch ratsam ist.

Es wird ein längerer Gang durch die Institutionen, aber mit Hilfe der Hausärztin und meines neuen Neurologen stelle ich die Unterlagen für meine Krankenkasse bereit und sie gewährt mir die Kostengutsprache, zuerst für drei Monate, später jeweils für ein Jahr. Das Prozedere ist streng geregelt: Der Neurologe untersucht und befragt mich und bestätigt die Diagnose meiner familiär vererbten, also genetisch bedingten einfachen Migräne, an der ich seit meinem sechzehnten Lebensjahr leide, nachdem er meine Krankengeschichte und sämtliche Behandlungen und Therapien erhoben hat. Ich muss darlegen, dass ich alle verfügbaren Medikamente und Behandlungen zur Prävention ohne nachhaltigen Erfolg angewendet habe. Ich führe Kopfwehkalender, aus denen hervorgeht, dass ich an zehn bis fünfzehn Tagen im Monat Migräne habe und dass mein Gebrauch von Triptanen, Schmerz- und Schlafmitteln erneut zu hoch ist. Zum zweiten Mal stehe ich an der Schwelle zum MÜKS, dem Medikamentenübergebrauchs-Kopfschmerz, dessen Folgen ich schon einmal erlebt habe: Mit fortschreitender Abhängigkeit des Gehirns von den Triptanen lässt sich der Alltag nicht mehr bewältigen, die Schmerzen machen keine Pause mehr, der ganze Körper wird in Mitleidenschaft gezogen.

Dazu kommt, dass Triptane an Menschen über siebzig eigentlich nicht gegeben werden sollten. Mit über siebzig ist man von entsprechenden Studien ausgeschlossen und existiert als Migränikerin eigentlich nicht mehr.

*

Jetzt also die erste Spritze. Manche Migränekranke setzen sie sich selbst, ich traue mich nicht und bitte meine Hausärztin, es für mich zu tun. Das

Medikament ist in einen Applikator eingebaut, die Ärztin setzt ihn auf meinen Oberschenkel auf und drückt ab. Ein kurzer Schmerz, das Sichtfenster zeigt an, wenn die Flüssigkeit eingedrungen ist, der Wirkstoff macht sich auf den Weg in mein Gehirn. Plötzlich bekomme ich Angst, mir bricht der Schweiß aus, ich gehe, ohne den Boden unter mir zu spüren, den Weg zurück zum Bahnhof. Was wird nun werden? Das Medikament ist drin in meinem Körper, jetzt muss ich geschehen lassen, was geschieht. Es nimmt mir den Atem vor Angst. Was genau bewirken die Antikörper? Sollten sie wirklich in der Lage sein, eine derart komplexe lebenslange Schmerzkrankheit zu stoppen – was könnten sie dann sonst noch anrichten? Immerhin sitzen sie im Zentrum meiner selbst. Und: Wer werde ich sein ohne den Schmerz? Ich verlasse die Praxis der Hausärztin mit einer Migräne, die in der Nacht zuvor begonnen hat. Es wird der letzte Anfall für lange Zeit sein. Am Tag darauf hat mich die Migräne ohne Abschied verlassen, sie bleibt stumm, zusammengekauert in meinem Kopf, dort, wo jetzt eine medikamentöse Verschlusskappe sitzt. In den Tagen, Wochen und Monaten, die nun folgen, bin ich vollständig schmerzfrei, die einzige Nebenwirkung ist – selten – eine gewisse Müdigkeit unmittelbar nach der Spritze. Schmerzmittel brauche ich fast keine mehr, auch die Triptane sind Vergangenheit. Ich führe zuhanden der Krankenkasse noch immer meinen Migränekalender, er bleibt praktisch leer. Manchmal erwache ich mit einem Druck im Kopf, der mich von fern daran erinnert, wie es mein Leben lang war. Und selbst dieser Schmerz fühlt sich nur wie eine harmlose kleine Reminiszenz an frühere Zeiten an. In der Regel verschwindet er nach dem Frühstück von selbst, ohne Medikament. Alle paar Wochen brauche ich eine geviertelte oder halbierte Tablette eines Triptans, weil ich ein Kopfweh im Keim ersticken muss. Vielleicht zweimal im Jahr habe ich einen mittelschweren Anfall. Sonst nichts mehr, einfach nichts.

Zu Beginn bin ich fassungslos, glückselig, aber auch verunsichert und ein wenig leer. Mein Kopf fühlt sich jetzt an wie eine taube Nuss. Das schmerzbefreite Gehirn – eine Andeutung, eine Skizze meiner selbst ...

Was früher ein seltenes Geschenk war, ein Tag ohne Schmerz, wird nun Alltag. Wie um Himmelswillen lebe ich nun »mit ohne«. Wie fülle ich diese grandiose Leere in meinem Kopf? Wie gehe ich geradeaus, wo ich früher abstürzte und hochkletterte? Was werden die Leute sagen? Was werde ich den Leuten sagen? Es müsste doch ein Aufschrei stattfinden, jeder meiner Tage müsste in Jubel münden: Ich – bin – schmerzfrei. Stattdessen: Nichts. Stille im Kopf. Denken. Arbeiten. Lieben. Fürchten. Tage mit Trauer, Tage mit Nachdenken, Tage ohne all dies. Dahingleitende Tage, Tage wie flüssiges Licht im Garten, Arbeit mit den Händen. Abends am Tisch sitzen, essen und reden. Alles wie immer und trotzdem nie dagewesen. Manchmal, wenn ich allein bin, taste ich meinen Kopf ab. Die Stelle über dem rechten Auge, wo ich die Migräne stets erfühlen konnte, auch wenn sie nicht da war, ist nahezu empfindungslos geworden. Schädelknochen, Haut und Haar. Ich drücke herum, suche die alte Empfindlichkeit. Da ist das Echo des alten Schmerzes, die Stelle ist noch da. Hier unter dem Haar. Wenn ich Druck ausübe, kommt die Erinnerung, die Ahnung vergangener Angst.

Was soll ich tun? Schreien, jauchzen, hüpfen, tanzen, jeden Tag glücklich sein? Erinnern, was ein Leben lang war und nun von mir genommen scheint? Ein Fluch, der wirkungslos geworden ist? Wie lässt mich das alles zurück? Weiß ich überhaupt wie leben ohne Migräne? Was tun mit all der Zeit, die bis jetzt mit Migräne gefüllt war? Womit fülle ich sie aus? Muss ich nun tüchtiger, fleißiger, besser sein? Und wenn nicht? Abends zu Bett gehen und nicht darüber nachdenken, wie der morgige Tag zu bewältigen sei? Ja, gibt es denn sowas? Abmachungen treffen ohne das ewige Mantra »Ich komme, wenn ich kann, der Kopf, du weißt schon«. Ferienbeginn ohne die Panik am Tag davor? Weihnachten, Ostern, Geburtstag: ohne Angst den Besuch der Söhne erwarten? Gäste haben im Frühling, Sommer, Herbst und Winter? Einfach leben, einen Tag nach dem andern geschenkt bekommen? Darf ich das?

*

Wer bin ich also ohne meine Migräne? Dieses neue Leben ist einerseits eine ungeahnte Infragestellung meiner selbst, andererseits eine niemals erhoffte Antwort auf eine Frage, die zu stellen ich aufgehört hatte. Es ist die Beseitigung chronischer Verzweiflung, zumindest solange ich das neue Medikament gutgeschrieben bekomme. Meine Migräne ist wie der böse Geist im Astloch verzapft. Was aber geschehen wird, wenn ich das Medikament absetzen muss und die Antikörper sich mit der Zeit verflüchtigen, das weiß ich nicht und davor fürchte ich mich. Außerdem: Ich lasse nicht nur Schmerz und Bewusstsein von Schmerz los, sondern auch ein Stigma. Ich war geschlagen mit diesem unsichtbaren Wundmal, dieser lebenslangen

Belastung und ich habe niemals aufgegeben: Beruf, Familie, Schreiben. Alles habe ich gemacht. Trotzdem gemacht. Ich habe oft und in vielem versagt, aber ich habe niemals aufgegeben. Andere leisten ohne Schmerz weniger als ich. So. Und nun das. Wer bin ich jetzt? Ohne Schmerz erlebe ich die Wonnen der Gewöhnlichkeit, ich weiß nun zum ersten Mal, wie es sich anfühlt, längere Zeit schmerzfrei zu sein. Was wäre aus mir geworden ohne Migräne? Werde ich jetzt noch, schon fast am Lebensende, zu einer ganz gewöhnlichen Frau, die ohne große Gefährdung ihren Alltag besteht? Und werde ich weiterhin schreiben können, werde ich noch Gedichte machen? Manchmal ertappe ich mich dabei, dass ich dem uralten Klischee aufsitze, wonach Kreativität nur im Leiden gelinge. Unsinn. Ich werde schreiben, ohne Migräne und ohne diese Angst, die mich vor sich hertrieb wie eine arme Sau durchs Dorf. Dennoch, es ist keine Kleinigkeit zu erleben, wie diese Spritze voller Antikörper jetzt mein Leben verändert. Wenn sie nun 53 Jahre früher entwickelt worden wäre? Was wäre dann gewesen? Wer wäre ich geworden ohne dieses Betriebssystem aus Schmerz? Wie hätte ich mich beschrieben? Wie definiert? Wie hätten andere mich erlebt?

Übrigens, dieser Antikörper ist die Antwort, die ich nun all jenen geben kann, die immer mal wieder durchblicken ließen, dass sie die Psyche für den Urgrund meines Leidens gehalten haben. Ein für alle Mal: Wenn ES das Psychische gewesen wäre, wie würde der Antikörper es denn so vollständig stoppen können? Und warum kommt es wieder, sobald ich die Spritze für eine Pause absetzen muss?

*

Unterschiedlich die Reaktionen von Außenstehenden auf meine neue Schmerzfreiheit. Manche fallen mir um den Hals, freuen sich mit mir, realisieren die Bedeutung dieser Therapie für meine persönliche Geschichte. Mein Mann und meine Söhne, sie wissen Bescheid, denn sie waren all die Jahre mit mir. Sie atmen tief durch und nehmen teil an meinem Glück, das ein Stück weit ja auch ihres ist. Jene, die schon immer nichts kapiert haben, verstehen weiterhin nichts. Meine nahestehenden Leute gewöhnen sich mit mir zusammen langsam an den neuen Zustand. Das häufige Nachfragen bleibt aus, das tägliche Erstaunen über mein neues Befinden ebenso. In mir aber liegt zu Beginn der Besserung ein Bodensatz aus Angst. Was könnten die Langzeitwirkungen sein? Was geschieht da auf

Dauer in meinem Gehirn, wo sowas wie der Kern meiner Person sitzt? Werde ich für die Schmerzfreiheit eines Tages bezahlen müssen? Können die Antikörper mir schaden? Was tut sich da in den unergründlichen Tiefen meines Kopfes? Bin ich ohne Migräne die gleiche Person, die ich mit Migräne gewesen bin?

Und was geschieht, wenn ich das Medikament absetzen muss? Wenn die Antikörper erlöschen, die Halbwertszeit abgelaufen ist? Wird der Schmerz dann zurückkommen? Fast sechs Jahrzehnte Migräne und jetzt ist alles weg, fortgespritzt mit einem Fingerhut voller Flüssigkeit. Wer also bin ich – ohne und mit diesen Antikörpern, die mich so pfeilgenau treffen und meine Lebensessenz komplett verändern. Und was, wenn das Medikament eines Tages nicht mehr hergestellt wird? Wenn es meine Krankenkasse nicht mehr bezahlt?

Eins zumindest lässt sich einfacher an, als ich mir gedacht habe: Die ausbleibende Migräne lässt in meinem Leben keine Leere zurück, mit der ich nicht umzugehen wüsste. Das Vakuum in meinem Kopf hat sich einfach gefüllt. Nichts wahnsinnig Spektakuläres, eigentlich. Einfach vollgerieselt ist es, mit ganz gewöhnlichem Alltag, mit tiefer Freude und Dankbarkeit. Einfach vollgerieselt. Fantastisch.

*

Heute plagt mich die Ungewissheit darüber, wie der Rest meines Lebens verlaufen wird, nur noch selten. Es kommt wie's muss.

Die vielen Triptane, die Schmerzmittel, all die wirkungslosen Prophylaxen mit ihren elenden Nebenwirkungen – sie haben mein Leben mitgeprägt und ich konnte es mir nicht leisten, über Langzeitwirkungen nachzudenken, denn ich musste auf den Füßen bleiben und meinen Lebensunterhalt verdienen. Ich bin jetzt über 70. Während mehr als fünf Jahrzehnten litt ich an Migräne, die auch jetzt nicht geheilt, sondern »gedeckelt« ist. Es gab schlimme und bessere Zeiten und es gab katastrophale Phasen. Zweimal in meinem Leben war ich deswegen ganz am Boden, ich hatte es über. Und habe mich trotzdem von einem Tag zum nächsten durchgekämpft. Es sind Katastrophen anderer Art geschehen in meinem Leben, und ich habe auch sie überstanden, weil ich die Gegenwart in Tage, Stunden, Minuten zerlegt und mich der Zähflüssigkeit der Zeit überlassen habe. Warum soll ich mir jetzt, zum Schluss, Sorgen machen um mögliche Langzeitwirkungen? Zum ersten Mal lebe ich ohne Angst vor dem, was kommt. Ich lebe im Sinne des Wortes in den Tag hinein und schaue mir selbst und andern schreibend zu. Ich bin dankbar, wenn ich noch ein wenig Zeit haben darf, die Chance steht nicht allzu schlecht. Warum soll ich hadern mit meinem Leben, das nun einmal stattgefunden hat in den Jahrzehnten, bevor diese neue Art von Medikament entwickelt wurde. Wer wäre ich gewesen ohne diese genetisch bedingte Migräne? Ich weiß es nicht und es ist müßig, darüber nachzudenken. Was mir bleibt, ist diese alte Lust auf Leben, auf ganz gewöhnliche Tage mit Menschen, mit Licht, Luft, Vogelgesang und Tagwerk. Es trägt mich Jahr für Jahr die Hoffnung, noch einen Frühling zu erleben, noch einmal die Schlüsselblumen aus dem Boden brechen zu sehen, die Apfelblüte wie sie zum Küchenfenster hereinschneit. Die Freude an Begegnungen mit Menschen, Zorn und Trauer über die Irrwege der Spezies.

Und noch immer die Lust, abends ins Bett zu kriechen und morgens aufzustehen, die Fensterläden aufzuschlagen, frische Luft zu atmen, meinen Kaffee zu trinken und mein Brot zu essen, mich zu bewegen, in den Wald zu laufen, unseren Garten zu bestellen, am Schreibtisch zu hocken und zu tanzen, vielleicht sogar zu tanzen. Es Abend werden zu lassen und Nacht und noch einmal Tag. C. und ich, zusammen weiß geworden, unsere Jungen, sanft ergrauend schon – wir sind noch da.

*

Nach dem ersten Jahr mit dem Antikörper-Medikament musste ich es auf Verlangen der Krankenkasse für drei Monate absetzen. Im zweiten Monat ist die Migräne zurückgekommen, nahezu täglich. Mein Neurologe hat das Medikament neu beantragt, die Kasse hat erneut Kostengutsprache geleistet, der Schmerz ist wieder weggegangen, wenige Tage nach der ersten Spritze schon. Nebenwirkungen habe ich bis heute keine, über Langzeitfolgen ist bis zum Abschluss dieser Arbeit nichts bekannt.

*

Nach weiteren Jahren mit dem neuen Medikament: Die Migräne bleibt weg. Sie ist nicht geheilt, aber sie ist gebannt, zumindest, solange ich das Medikament Jahr für Jahr mit den vorgeschriebenen Pausen bewilligt bekomme.

Die Krankheit hat ihren dominierenden Platz geräumt. Was mich jahrzehntelang beherrscht hat, schrumpft langsam zu einer Erinnerung zusammen, kann in einem einzigen Gedanken gedacht, in einem einzigen Satz benannt werden – oder in einer langen Geschichte beschrieben.

Die Migräne ist auch während der Pandemie in ihrem Versteck geblieben, ein paar Mal hatte ich Kopfschmerzen, mehr nicht. Die lange Rückzugszeit habe ich genutzt, um diese Geschichte zu Ende zu schreiben.

In meinen späten Lebensjahren habe ich also nahezu Schmerzfreiheit geschenkt bekommen. Ab und zu kommt ein Anfall, den kann ich verkraften. Ein Medikament hat mein Leben zum Guten auf den Kopf gestellt. Mein Mann und meine Söhne sind in der neuen Zeit bei mir, so, wie sie in der alten Zeit bei mir gewesen sind. Wer mithilft, ist mein Neurologe und Co-Autor dieses Ratgebers, ein Arzt, der mir wirklich zuhört und mich ernst nimmt, der sich um Migränemenschen kümmert und deren Krankheit erforscht. Meine Hausärztin, die selbst Migränikerin ist, begleitet mich sorgfältig und interessiert.

Mein Gehirn? Es wird ein Migränehirn sein, solange ich lebe – ruhelos, schlaflos, überempfindlich, skrupulös, Gedanken wie Wolkentürme schiebend, in Angst und Schrecken sich verlierend. Aber mein Gehirn ist auch lebenslustig, kreativ, unverwüstlich und, vorerst, nicht totzukriegen. Es lacht und triumphiert und wundert sich über sich selbst. Mein Gehirn, das ewig neu sich gebärende, es hat sich im Leben wundgelegen wie ein überempfindliches Wickelkind. Ich will es wiegen so gut ich kann. Die hinkenden und stolpernden Alterskrankheiten, die sich jetzt mit neuen Schmerzen anmelden, ertrage ich soweit möglich mit Fassung. Bis jetzt ist keine nur annähernd so unerträglich wie die Migräne.

*

Es ist Sommer. Ich liege rücklings im See, ich schwebe im Blau, Himmel und Wasser fallen in eins. Licht küsst Raum küsst Zeit. Ich bin aufgehoben.

Migräneslogans I: Allgemeines

Wissen ist Macht!
Dieser Begriff geht auf den Philosophen Francis Bacon (1561–1626) zurück. Bacon legte in seinen Werken einen Grundstein der Philosophie des Zeitalters der Aufklärung. Wissen über die Krankheit macht sie vielleicht auch weniger bedrohlich, weniger angsteinflößend.

Es kommt auf Sie an!
Sie sind die Köchin, der Koch. Die Medikamente und Therapien stellen die Küchenwerkzeuge dar. Es liegt an Ihnen, ob Sie ein Sterne-Menu kochen oder nur Nahrung für den nächsten Grüncontainer.

Nicht die Goldmedaille ist das Ziel
Für jede Sportlerin ist sonnenklar: Wenn die Goldmedaille ihr einziges Ziel ist, kann sie fast nur verlieren. Genau so kann das Ziel einer Schmerztherapie nicht »Schmerzfreiheit« sein, denn wie die Goldmedaille ist auch sie in der Regel nicht sicher. Wie gewinnt die Sportlerin trotzdem? Die Vorbereitung ist entscheidend, physisch und mental, denn der Weg ist das Ziel. Mit einem klaren Plan beginnt die Arbeit Monate vor dem Rennen. Auch Kopfweh- und Schmerzpatienten können lernen, mit ihrer Situation angemessen umzugehen und sie schrittweise zu verbessern. Auch kleine Erfolge steigern die Lebensqualität.

Raus aus dem Sumpf!
»Do or do not. There is no try.« Das sagt Yoda in Star Wars V. »Ich versuche es!« Diesen Satz hören wir oft von Patientinnen und Patienten. Er ist auch gut gemeint, doch bringt er sie nicht weiter. Yoda hätte es in der Szene mit Luke Skywalker nicht besser formulieren können, als jener versucht, die X-Wing aus dem Sumpf zu heben: »Entscheiden Sie, ob Sie etwas wollen oder nicht. Und wenn Sie etwas anpacken wollen, dann TUN Sie es.« Dies gilt auch für jede Schmerzbehandlung.

Akzeptieren heißt nicht aufgeben
Für viele Migränebetroffene ist der Begriff »akzeptieren« negativ behaftet. Sie glauben, dass sich für den Rest ihres Lebens nichts mehr verändern wird, wenn sie sich ihrer Realität stellen und sie annehmen. Akzeptieren heißt aber auch: Bilanz ziehen, nach vorne schauen, die Vergangenheit ruhen lassen, neue Möglichkeiten prüfen. Die Vergangenheit lässt sich nicht verändern, die Zukunft sehr wohl!

Es gibt eine spezifische Psychotherapierichtung, welche auf solchen Theorien aufbaut (Akzeptanz- und Commitmenttherapie: Hayes et al., 2001).

Die Zukunft gestalten
Es hilft nicht zurückzublicken, auf das, was man verloren hat. Besser ist es, nach vorne zu schauen auf das, was man gewinnen kann. Es ist logisch, dass wir die Vergangenheit nicht verändern können. Und trotzdem trauern wir immer dem nach, was wir verloren haben. Gerade Patienten, welche seit einem Unfall oder einem anderen Ereignis anhaltende (Kopf-)Schmerzen haben, blicken oft zurück und denken daran, wie ihr Leben vorher war. Aber die Erinnerung kann täuschen, wir werden ja auch älter, das Leben geht weiter. Man sollte keinesfalls in der Vergangenheit verharren, sondern die Gegenwart und damit auch die Zukunft gestalten, so finster sie auch zu sein scheint.

Dialog zwischen einer Migränepatientin und ihrem Neurologen

Fünfzehn Fragen an meine Patientin

Können Sie sich an Ihre erste Migräneattacke erinnern und daran, was Sie dabei dachten?
Immerhin liegt dieses Ereignis fast 60 Jahre zurück. An meine Anfälle als ganz junge Frau – meine Migräne begann mit der Pubertät – erinnere ich mich weniger in Bezug auf meine Gedanken als auf meine Gefühle. Ich war Gymnasiastin, im Mädcheninternat. Ich sehe mich mitten in der Nacht über eine Kloschüssel gebeugt, erinnere den Geruch des kalten Steinbodens aus gelbgesprenkelten Fliesen, den dunklen Gang zum Schlafsaal, das Hämmern rechts hinter der Stirn, die würgende Übelkeit.

Wie lange dauerte es, bis Sie Ihre Diagnose erhalten haben, und wer hat diese gestellt?
Wenn Sie den Scherz erlauben: Meine Mutter und ich haben die Diagnose erst einmal selbst gestellt. Ich habe die gleichen Anfälle bekommen wie sie, später kamen meine jüngeren Schwestern dran. Wir sind eine Familie von Migränikerinnen und wurden von unseren Hausärzten auch so behandelt. Erst im Erwachsenenalter kam bei mir Abklärung, Diagnose und Behandlung durch Neurologen hinzu. Sie haben unsere familiäre Erstdiagnose vollauf bestätigt: einfache Migräne ohne Aura. Allerdings entwickelte sich meine Migräne stärker als bei meiner Mutter und meinen Schwestern.

Was sind die wichtigsten drei Dinge, die wir Ärzte in der Betreuung von Migränepatientinnen und -patienten verbessern können?

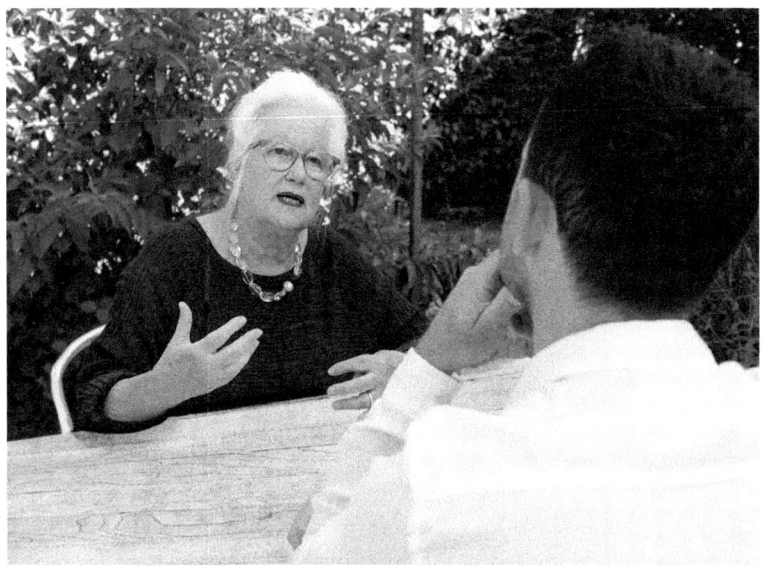

Abb. 2: Praxedis Kaspar-Schmid: »Während der fast sechzig Jahre, in denen die Migräne mich nun als mein Schatten begleitet, gelingt es mir nicht, Vorurteile auszuräumen.« (Foto: Peter Pfister)

Das wirklich interessierte Zuhören und das Gespräch auf Augenhöhe. Das Migränewissen in der Allgemeinmedizin und die Geduld, Migränekranke über lange Zeit zu begleiten.

Wen haben Sie alles über Ihre Migräne informiert?
Das geschah je nach Lebenssituation: Bescheid gewusst haben natürlich immer meine Familie, die nähere Verwandtschaft, enge Freundinnen und Freunde, der Arbeitgeber sowie alle meine Ärztinnen und Ärzte, denn die Migräne blieb ja nicht meine einzige Diagnose.

Wie geht Ihr Freundeskreis mit der Migräne um? Und von welchen Menschen – außerhalb der Familie – haben Sie sich verstanden gefühlt, von welchen nicht?
Freundinnen und Freunde sind informiert und gehen mit meiner Migränekrankheit in der Regel problemlos um. Sie wissen, warum ich Verabredungen oft verschieben oder absagen muss. Sie wissen, wie mein Alltag

mit all den Rücksichten und Anpassungen aussieht: keine Nachtpartys, kein Alkohol, bessere und schlechte Phasen. Aber die Migräne ist für sie kein Dauerthema, zum einen rede ich nicht ständig davon, zum andern gewöhnen sich die Menschen um mich herum an meine Beeinträchtigung – zum Glück. Sie leiden zwar ein wenig mit, aber sie sind nicht dauerbeschäftigt mit mir und meinem Kopf. Ganz anders ist das natürlich für die Menschen, mit denen ich zusammenlebe und in der Vergangenheit zusammengelebt habe. Besonders für Ehepartner und Kinder war und ist die Herausforderung groß. Sie müssen ihren eigenen Umgang finden mit dieser Störung, die meiner Person sozusagen systemimmanent ist. In der Regel gelingt ihnen dieser Spagat zwischen unterstützendem Mitgefühl und Abgrenzung ganz gut. Manchmal haben sie auch schlicht die Nase voll. Wie ich auch. Mein Mann allerdings verliert niemals die Fassung, lässt sich nicht runterziehen. Er kocht mir Tee, verschafft mir Ruhe – und muss manchmal ganz für sich einen Spaziergang machen. Wenn mich ein großer Anfall auf Reisen niederwirft, dann ist es auch für ihn wirklich schwierig. Aber er ist mit mir und steht mir bei. Das ist mein großes Glück.

Und die weiter Entfernten, die Gesellschaft ...?
Das ist eine andere Geschichte. Während der fast sechzig Jahre, in denen die Migräne mich nun als mein Schatten begleitet, gelingt es mir nicht, Vorurteile auszuräumen, unbedarften Fragen, Besserwissereien und unerbetenen Ratschlägen zu entkommen. Inzwischen verzichte ich in der Regel auf Erklärungen, erwähne gegenüber Außenstehenden meine Krankheit möglichst gar nicht. Die meisten Menschen reagieren ohnehin eher mit Abwehr und Desinteresse auf eine solche Krankheitsgeschichte.

Welche Erfahrungen haben Sie mit Arbeitgebern gemacht?
In dieser Hinsicht hatte ich Glück. In der Regel zeigten sie Verständnis, ich musste keine unerquicklichen Auseinandersetzungen führen. Allerdings ging die Sache ja größtenteils auf meine Kosten: Ich hatte kaum Leistungseinbußen, habe auch selten gefehlt, denn meist habe ich mich mit Medikamenten arbeitsfähig gemacht – und am Ende teuer dafür bezahlt. Außerdem wurde ich während der Jahrzehnte meiner Berufstätigkeit sehr oft am Wochenende, frühmorgens, in der Nacht und in den Ferien von den Anfällen heimgesucht. Aber natürlich gab es auch die Tage, an denen ich

das Bett und das dunkle Zimmer nicht verlassen konnte. Dennoch, alles in allem hatte ich relativ selten Absenzen, einen Stellenverlust konnte ich mir nicht leisten, weil ich in jüngeren Jahren mitverantwortlich war für den Lebensunterhalt meiner Söhne – und erst recht für mich selbst. Diese Lebensrealität war einer der Gründe dafür, dass ich phasenweise in eine gefährliche Abhängigkeit von den Triptanen geriet.

Was ist für Sie das Schlimmste an der Migräne?
Der massive Schmerz und das Erbrechen in diesen Schmerz hinein. Das Alleinsein damit. Das Getrenntsein vom Leben, von den Menschen. Die vielen Medikamente. Und das Wissen, dass die Sache unheilbar ist. Der Schmerz eines Migräneanfalls ist derart dominant und umfassend, er verschluckt einen förmlich und kann nicht ausgedribbelt werden. Aber: Es gibt Vorbeugung, hilfreiche Medikamente und Nachbearbeitung.

Wie würden Sie Ihre Migräne beschreiben, wenn sie ein Bild oder ein Tier wäre?
»Der Schrei« von Edvard Munch kommt für mich der Sache recht nahe, denn das Bild zeigt ein menschliches Gesicht, das von einem Schmerz dominiert wird und deshalb sich nicht wirklich zeigen kann.

Oder denken Sie an das Bild vom »Büßenden heiligen Hieronymus« von Hieronymus Bosch: Der Einsame unter den Trümmern seiner Existenz. Mantel, Buch, Hut und Weltkugel, alles ist von ihm abgefallen, alles zu Bruch gegangen. Nur das treue Hündchen und die Eule sind ihm geblieben. Mit Treue und Weisheit wird er überleben und sich vielleicht befreien …

Oder ein Tier, Sie wollen ein Tier? Ein gewaltiger dunkler Fisch, der immer neben mir herschwimmt, der den Wellengang bestimmt und mich zwingt, in seinem Schatten zu bleiben und seinen Rhythmus zu übernehmen.

Was sind Ihre persönlichen Hausmittelchen? Wirken diese überhaupt?
Sie wirken vielleicht in dem Sinne, dass sie die Attacke einbetten in eine guteingeübte Selbstfürsorge. Also: Neinsagen lernen. Termine absagen. Stress abbauen. Stille herstellen und Dunkelheit. Medikament früh einnehmen, nicht warten, bis der Anfall explodiert. Immer genug Wasser trinken. Auf Alkohol verzichten. Keine zu langen Essenspausen. Regel-

mäßiger, fast schon klösterlicher Alltag, konsequentes Schlafregime. Wenn's trotzdem explodiert: Widerstand aufgeben, sich in den Schmerz fallen lassen und sich vorstellen, wie es ist, wenn der Anfall vorbei ist. Denn so wie er immer wiederkommt, geht er immer vorbei.

Was sind Ihre ersten Gedanken, wenn eine Migräneattacke endlich durch ist?
Auch hier, es sind eher Gefühle und Taten als Gedanken. Es überkommt mich Lebenslust, obwohl ich kaputt bis auf die Knochen bin. Ich esse was Nettes, Gesundes, das mein Mann für mich kocht. Ordentlich essen nach dem Anfall tut gut, es legt einen Boden und hilft gegen die Nachwirkungen der Medikamente und des Erbrechens. Meistens schwatze ich viel, dusche lauwarm und freue mich auf einen schmerzfreien Schlaf ... Allerdings dauert die Erholungsphase mit zunehmendem Alter länger, die Lebenslust muss immer mehr erkämpft werden. Sechzig Jahre schwere Migräne laugen aus und dämpfen die Euphorie.

Hat sich die Migräne während Ihres Lebens verändert und auf welche Weise?
Vereinfacht gesagt: In der Jugend waren die Anfälle ebenso massiv, aber seltener, besser abgegrenzt von den schmerzfreien Tagen. Während der Schwangerschaften blieben die Anfälle ganz aus, das war Highlife. Mit dem Alter ist die Migräne phasenweise chronisch geworden. Der Schmerz blieb über Tage, manchmal über Wochen bestehen, mein ganzes Leben war »verschmiert« und, grob gesagt, versaut davon. Parallel dazu hat sich ein gefährlicher Umgang mit den Medikamenten, insbesondere den Triptanen, entwickelt. Kurz vor meiner Pensionierung stand ich vor einem Abgrund – in den ich dann dank guter medizinischer Betreuung und eigener Anstrengung nicht gestürzt bin. Jetzt, im fast schon hohen Alter, hilft mir ein neuentwickeltes Antikörper-Medikament zur Vorbeugung, seit einiger Zeit bin ich praktisch frei von Anfällen. Ein spätes Wunder.

Wäre Ihr Leben ohne Migräne anders geworden, was hätten Sie anders gemacht?
Vielleicht hätte ich unbeschwertere Beziehungen gelebt und mehr Kraft gehabt für große Reisen und das Schreiben dicker Bücher. Möglicherweise wäre ich einer gewissen Grundmelancholie leichter entkommen. Wer wäre ich gewesen ohne Migräne? Ich weiß es nicht. Für diese Variante meiner selbst fehlt mir schlicht die Vorstellungskraft. Meine Krankheit kann ich

mir ja nicht abschneiden wie van Gogh sich sein Ohr, sie liegt in meinen Genen und ist damit mein Schicksal und Teil meiner Person. Dieser genetisch bedingte Fehler in der Schmerzübertragung ist mir gewissermaßen systemimmanent. Vielleicht habe ich gerade deswegen, weil ich diese ererbte Krankheit als mir eigen betrachte, nie aufgegeben. Heilung ist keine Option, also versuche ich, die Situation zu verbessern.

Wie haben Sie es geschafft, mit der Migräne besser umzugehen, was sind Ihre persönlichen Empfehlungen?
Ich habe trotz allem ein möglichst normales Leben gelebt, so getan, als wäre ich eigentlich gesund. Ich habe meine Migräne eher als eine Kondition, eine Art Konstruktionsfehler betrachtet denn als eine Krankheit. Zum besseren Umgang damit hat die persönliche Reifung, das wachsende Selbstbewusstsein, größeres Wissen und der allmähliche Verzicht auf Selbstvorwürfe geführt. Und: Auch in besonders schwierigen Zeiten hatte ich kluge, liebevolle Menschen um mich herum. Heute ist es mein Mann, sind es meine erwachsenen Söhne, die mit mir sind und mich ermutigen. Und immer wieder hatte ich das Glück, auf interessierte und tüchtige Ärztinnen und Ärzte zu treffen.

Was wünschen Sie sich für die Zukunft der Migränetherapie?
Dass kluge Köpfe einen Weg finden, diese genetisch bedingte Fehlfunktion im Hirn zu heilen und nicht nur die Symptome zu therapieren. Und: Dass der Ärztin, dem Arzt genügend Zeit für das Patientengespräch zugestanden respektive abgegolten wird, denn es ist genauso wichtig und heilsam wie ein Medikament. Ich wünsche mir ein Gesundheitswesen, das kranke und beeinträchtigte Menschen nicht vor allem als Kostenfaktor sieht, sondern als leidende Wesen ins Zentrum stellt. Viele von ihnen entwickeln aus ihrer Schwäche eine besondere Stärke und können der Gesellschaft, die ja selbst alles andere als unversehrt ist, sehr viel geben. Und schließlich: Ich wünsche mir eine Medizin, die erkennt und berücksichtigt, dass auch der Schmerz eines einzelnen Organs ein Schmerz der ganzen Person ist.

Sechzehn Fragen an meinen Neurologen

Andreas Gantenbein, Sie waren Chefarzt der Neurologie in einer Klinik, arbeiten heute in eigener Praxis, sind seit langem in der Migräne-Forschung und als Universitätsdozent tätig. Warum haben Sie sich auf Migräne und deren Behandlung spezialisiert?
Auch wenn ich selbst keine Migräne habe, was für einen Neurologen und Kopfwehspezialisten fast etwas ungewöhnlich ist, habe ich bereits als Student das spannende Thema entdeckt und bin über meine Doktorarbeit in der Kopfwehbehandlung letztlich zur Neurologie gekommen. Am Thema interessiert mich vor allem, dass es oft jüngere, sonst in der Regel gesunde Patientinnen und Patienten sind, denen mit Beratung und Medikamenten zu einer besseren Lebensqualität verholfen werden kann.

Bis zu 1,2 Millionen Menschen, in der Mehrheit Frauen, sollen allein in der Schweiz von Migräne betroffen sein, weltweit leidet rund eine Milliarde Menschen an dieser Art Kopfschmerzen. Wer selbst schwere Migräne hat, findet aber selten Leidensgenossen in vergleichbarer Situation. Offenbar gibt es ganz unterschiedliche Formen des Leidens?
Wie Körpergröße, Gewicht und Augenfarbe kann auch die Migräne von Mensch zu Mensch ganz unterschiedlich sein. Und daneben gibt es noch weitere 200 bis 300 häufigere oder seltenere Kopfschmerzarten. Im Verlauf des Lebens können auch Stärke, Frequenz und das Ausmaß der Beeinträchtigung stark variieren.

Warum sind Gesellschaft und Medizin nicht engagierter unterwegs in Sachen Migräne, wenn doch »die halbe Welt« betroffen ist? Etwa deshalb, weil diese halbe Welt größtenteils aus still leidenden Frauen besteht?
Das frage ich mich in der Tat auch. Wahrscheinlich hat es schon damit zu tun, dass die Krankheit schlecht greifbar ist und bis heute nicht vollständig erklärt werden kann. Die Stigmatisierung ist sicherlich geringer geworden. Aber gerade die Tatsache, dass viele Betroffene trotzdem ein »normales« Leben führen – beruflich und privat – und die Krankheit nicht lebensbedrohlich ist, kann auch eine Rolle spielen. Umso wichtiger ist es, dass wir

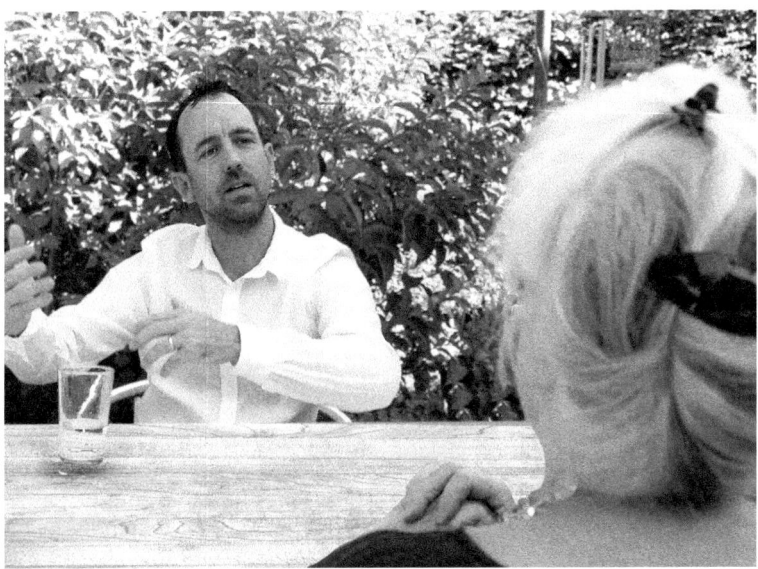

Abb. 3: Andreas Gantenbein: »Am Thema Migräne interessiert mich, dass es oft jüngere, sonst in der Regel gesunde Patientinnen und Patienten sind, denen mit Beratung und Medikamenten zu einer besseren Lebensqualität verholfen werden kann.« (Foto: Peter Pfister)

die Wahrnehmung ändern, und da hat sich sicher in den letzten Jahrzehnten einiges getan.

Was geschieht während eines Migräneanfalls im Kopf? Lässt sich das auf einfache Weise erklären?
Ganz einfach gesagt ist es eine wiederkehrende, zentrale Schmerz- und Reizwahrnehmungsstörung, denn auch Licht, Geräusche, Gerüche und Berührung können stärker wahrgenommen werden. Etwas komplizierter gesagt, handelt es sich um eine Fehlfunktion der zentralen Nervenstrukturen im Hirn und am Kopf mit einer Beteiligung verschiedener Botenstoffe, die teilweise auch bei Entzündungsprozessen ausgeschüttet werden.

Bis heute ist die Migräne eine unheilbare neurologische, oft auch genetisch bedingte, also vererbte Krankheit. Besteht Hoffnung auf ein Medikament, das

diesen Fehler im Gehirn beheben kann, oder muss es bei Symptombehandlung bleiben?
In den letzten 30 bis 40 Jahren hat sich einiges getan und erste mechanismusbasierte Medikamente wurden entwickelt. Derzeit befinden wir uns weiterhin auf einer Ebene der Symptomkontrolle und können die eigentlichen Auslöser der wiederkehrenden Attacken noch nicht nachhaltig unterdrücken. Wahrscheinlich spielt auch hier wieder die »Heterogenität« – das breite Spektrum – der Störung eine wesentliche Rolle. Neben genetischen Mustern können auch Hormone und gewisse externe und interne Faktoren die Migräne beeinflussen.

Migränekranke sehen sich oft dem Verdacht ausgesetzt, das Anfallsleiden sei psychisch begründet, es wird ihnen sogar unterstellt, sie würden simulieren, um ungeliebte Tätigkeiten zu verweigern oder der Arbeit fernzubleiben. Wer je einen Migräneanfall hatte, findet solche Unterstellungen infam. Wie lassen sich diese diskriminierenden Vorurteile entkräften?
Diese Stigmatisierung hat sich sicherlich in den letzten Jahren etwas verändert. Wir wissen von biologischer Seite klar, dass die Migräne kein hysterisches Leiden und keine Gefäßstörung ist. Durch die Forschung wird die Störung besser verstanden, greifbarer. Aber gerade kürzlich kam von einem Außenstehenden der Kommentar über unsere Kopfschmerztagung, ob das eine Art »Männerschnupfenverein« sei.

Haben solche Unterstellungen damit zu tun, dass vor allem Frauen von der Krankheit betroffen sind?
Das würde ich nicht unbedingt sagen. Auch den Clusterkopfschmerz, der zwar etwas seltener ist (etwa 1:1000 Menschen sind betroffen), aber vor allem Männer betrifft, kennt kaum jemand, der nicht selber betroffen ist.

Viele Kopfschmerzgeplagte doktern selbst mit Schmerzmitteln oder Hausmitteln herum. Oft wird auch keine klare Diagnose gestellt. Wann soll man eine Ärztin, einen Arzt aufsuchen?
Unbedingt dann, wenn man mit dem »selber doktern« nicht weiterkommt. Jede Migränepatientin, jeder -patient soll auch für sich einstehen und eine adäquate Behandlung fordern. Vielleicht hat es auch damit zu tun, dass die Attacken manchmal schnell wieder vergessen sind, wenn sie

durch sind. Obschon immer mehr Forschungsdaten zeigen, dass das Leiden und die Einschränkungen der Lebensqualität auch zwischen den Attacken stark sein können.

Muss es die Neurologin sein oder kann der Hausarzt weiterhelfen?
In vielen Fällen reicht der Hausarzt, vielleicht sogar die erfahrene Apothekerin. Wiederum gilt, wenn es da nicht weitergeht – ab zum Spezialisten.

Im Lauf einer Migränekarriere erleben Betroffene nicht nur gesellschaftliche Vorurteile und Diskriminierung, sondern auch desinteressierte und wenig kenntnisreiche Ärztinnen und Ärzte. Woran liegt das?
Das ist eine Frage, die mich seit langem beschäftigt. Vor allem auch, weil ich nicht verstehen kann, warum Kolleginnen und Kollegen die Migräne nicht so spannend finden wie ich. Sicherlich spielt wieder das »schlecht Greifbare« mit, aber auch, dass wir bisher keine spezifischen Medikamente zur Prävention hatten und viele davon nur schlecht vertragen werden.

Neben den altbewährten Triptanen zur Anfallsbehandlung gibt es neuentwickelte, präventiv wirkende Medikamente, die auf Antikörpern beruhen und die fehlerhafte Schmerzübertragung im Gehirn zumindest teilweise außer Kraft setzen können. Sie haben die Schweizer Studien zur Zulassung eines dieser Medikamente mitkoordiniert. Wie sind die Erfahrungen damit?
Erfreulich gut. Viele Betroffene sprechen sehr gut auf diese Blockade der Schmerzausbreitung an und vor allem werden die Medikamente sehr gut vertragen. Als Nachteile bestehen aktuell noch die fehlende Langzeiterfahrung und der hohe Preis, weswegen Migränekranke spezielle Anforderungen erfüllen müssen, bevor eine solche Therapie gestartet werden kann.

Kann die Migräne mit der Lebensweise beeinflusst respektive gebessert werden?
»Migränegehirne« schätzen es in der Regel, wenn Abläufe gleichbleibend sind, wenn im Leben eine Regelmäßigkeit besteht und nicht zu viele Reize auftreten. Migränepatientinnen zeigen Schwierigkeiten, sich an wiederkehrende Reize zu gewöhnen, sie haben ein sogenanntes Habituationsde-

fizit. Entsprechend kann es hilfreich sein, regelmäßig zu schlafen, zu essen, zu trinken, Pausen zu machen und sich aktiv zu bewegen.

Und welchen Stellenwert geben Sie nichtmedikamentösen Interventionen wie beispielsweise Ausdauersport, Bio-Feedback, Musiktherapien, Akupunktur, Behandlungen mit dem Cefaly®-Gerät?
Viele dieser Anwendungen sind wirksam, relativ günstig und relativ gut verträglich. Das große Problem hierbei ist, sie »kosten Zeit«, viel mehr Zeit als kurz eine Tablette einzuwerfen. Und natürlich gilt – gleich wie bei den Medikamenten –: Sie wirken nur, wenn sie genutzt werden.

Worunter leiden Ihre Patientinnen und Patienten am stärksten – nebst dem akuten Anfallsschmerz?
Dazu gibt es viele verschiedene Studien und die »most bothersome symptoms« – also die am meisten störenden Symptome – werden inzwischen auch in vielen Medikamentenstudien mitausgewertet. Meiner Meinung nach stört vor allem der Kontrollverlust: Der Schmerz steuert den Alltag, er bestimmt, was man unternehmen kann und was nicht. Wenn Patientinnen die Kontrolle über ihren Alltag zurückgewinnen, ist dies wohl der größte Gewinn einer erfolgreichen Therapie. Obwohl – und das sei an dieser Stelle auch gesagt –: Manche Patienten müssen erst lernen, mit der neuen Handlungsfreiheit umzugehen. Wie und womit fülle ich die gewonnene Zeit?

Sind Migränikerinnen und Migräniker in der Regel gut informiert über ihre Krankheit?
Schon alleine die Tatsache, dass viele Migränebetroffene Jahre ohne korrekte Diagnose, geschweige denn Behandlung leben, spricht dagegen. Hinzu kommt, dass auch nicht alle Information sinnvoll oder richtig ist ...

Welche Quellen empfehlen Sie?
Zum Beispiel die offiziellen Seiten der Kopfschmerzgesellschaften (z. B. www.headache.ch oder www.dmkg.de in Deutschland), von Patientenorganisationen (z. B. MigräneLiga) oder auch wissenschaftlich orientierte Bücher.

Migräneslogans II: Erklärungsmodelle

Schmerz, aber nicht nur
Ist Migräne eine Schmerzkrankheit? Nein, Migräne ist eine wiederkehrende Reizüberempfindlichkeitsstörung und Schmerz ist nur ein Teil davon. Licht, Lärm, Gerüche, Berührung, Bewegung – alles wird stärker wahrgenommen, natürlich auch der Schmerz (Schulte & May, 2016).

Migräne oder Nackenschmerz?
Eine kürzlich erschienene deutsche Umfrage hat gezeigt, dass Migräne nicht selten auch von Ärzten als »zervikogener Kopfschmerz« verkannt wird und dass die Patientinnen an Chiropraktoren oder Orthopädinnen weitergeschickt werden (DMKG, 2021). Auch wenn der Migräneschmerz in 60 bis 70 Prozent der Fälle im Nacken beginnt, heißt dies nicht, dass Migräne vom Nacken kommt. Viel wahrscheinlicher ist, dass bei einer Senkung der Schmerzwahrnehmungsschwelle jene Orte zuerst schmerzen, die bereits vorher verspannt waren.

Bitte nicht so beflissen!
Zahlreiche Studien belegen ein »Habituationsdefizit« (Mangel an Gewöhnungsfähigkeit) bei Migränepatienten (Coppola et al., 2013). Was bei Kindern noch ganz normal ist, sollte im Erwachsenenleben nicht mehr auftreten: Wenn das Hirn einen Reiz nicht loslassen kann, wird auch unnötig Energie verbraucht (vgl. unten: Großer Motor, kleiner Tank). Oft ist die migränekranke Person die erste, die in einem Großraumbüro ans klingelnde Telefon rennt.

Großer Motor, kleiner Tank

Einige Studien weisen darauf hin, dass Migränegehirne mehr Energie verbrauchen (Gantenbein et al., 2013; Gross et al., 2019). Andere Studien legen nahe, dass die Energiereserven kleiner sind. In Analogie wäre dies ein großer Motor mit einem kleinen Tank. Logisch, dass immer wieder eine Panne passiert. Mit diesem Wissen ist es trotzdem möglich, das anspruchsvolle Gefährt erfolgreich zu bedienen. Ich benötige rechtzeitig einen Tankstopp (regelmäßige Pausen, aktive Erholung) oder ich vergrößere den Tank (Ausdauertraining, Nahrungsergänzungsmittel oder Medikamente, die auf den Energiestoffwechsel positiv einwirken). Natürlich habe ich auch die Möglichkeit, den Motor zu drosseln (z. B. mit Betablockern?).

Wenn die Warnlampe blinkt

Es ist äußerst schwierig, in einer Migräneattacke das Gute zu erkennen. Der Kopf hämmert, jedes Geräusch dröhnt, man möchte sich übergeben, Licht ist unerträglich. Ich habe doch nichts falsch gemacht? Oder doch? Bin ich am Ende selber schuld?

Verbieten Sie sich solche Gedanken. Sie können nichts für Ihre Krankheit, denn sie ist eine Fehlfunktion Ihres Gehirns. Aber Sie können einiges tun, um Ihre Situation zu verbessern. Und manchmal kann die Attacke ein Warnlicht sein.

Der defekte Rauchmelder

Ein Gedankenexperiment:

Situation 1: Sie befinden sich in einem Raum, der mit einem Rauchmelder ausgerüstet ist. Der Rauchmelder schlägt Alarm. Was tun Sie? – Sie lassen alles stehen und liegen und rennen zum Sammelpunkt.

Situation 2: Sie befinden sich in einem Raum, dem einzigen Raum weit und breit. Der Rauchmelder schlägt Alarm, Sie sehen sich um, nirgends ein Feuer. Was tun Sie? – Sie müssen nichts tun, im Wissen, dass der Rauchmelder defekt sein muss. Der Ton ist lästig, aber Sie werden sich daran gewöhnen.

Unser Schmerzsystem schützt uns vor oder nach Verletzungen. Es bewahrt uns vor Schaden und schont uns für den Regenerationsprozess.

Wenn keine sichtbare Verletzung vorliegt, können wir entsprechend unbekümmert weitermachen. Und der Körper wird sich an den störenden Reiz gewöhnen. Die Ärzte und die notwendigen Abklärungen können hierbei die »Augen« sein, die uns sagen, dass nirgendwo ein Feuer ist in dem »einzigen Raum«.

Wenn die Öllampe leuchtet
Die Öllampe in Ihrem Auto leuchtet. Sie fahren in die Garage, alles ist normal. Die Lampe leuchtet wieder, wieder findet der Garagist keinen Schaden. Er versichert Ihnen, dass Sie ohne Probleme weiterfahren können. Sie fahren weiter.

Das Knie schmerzt, sie gehen zum Arzt, er findet, es sei alles normal. Das Knie schmerzt wieder, wieder findet der Arzt keinen Schaden. Er versichert Ihnen, dass Sie ohne Probleme weitermachen können. Sie misstrauen seiner Feststellung, legen sich hin und wagen es nicht, das Knie zu bewegen. Auch dies ist ein Beispiel für einen Hardware/Software-Mismatch, ein Nichtübereinstimmen der Systeme. Wir sind gewohnt, dass technische Geräte nicht immer richtig funktionieren, und nutzen sie trotzdem. Vertrauen Sie Ihren Ärzten und fahren Sie weiter.

Hardware und Software
Sobald uns etwas fehlt, suchen wir nach der Ursache in der »Hardware«. Irgendein Organ hat ein Problem, schafft ein Laborresultat Klarheit, sehe ich es im Röntgenbild? Andererseits: Mein Computer- oder Handybildschirm steht still, ich mache einen Neustart. Da hat sich wohl die Software »aufgehängt«. Auch in unseren Körpern findet sich viel Software. Nicht nur alle psychiatrischen Störungen sind nicht organisch nachweisbar, dies gilt auch für viele neurologische, aber auch andere Erkrankungen. Ein Computer, der nicht läuft, ist kein eingebildetes Problem, eine Migräne ebenso wenig! Auch die Internationale Schmerzgesellschaft (IASP) hat die Definition von Schmerz 2020 angepasst: »Es ist ein unangenehmes sensorisches und emotionales Erlebnis, das mit einer tatsächlichen oder potenziellen Gewebeschädigung verbunden ist oder dieser ähnelt.« (»An unpleasant sensory and emotional experience associated with, or resembling that associated with, actual or potential tissue damage.«)

Ameisen in der Küche

Mit Kopfschmerzen und Schmerzmitteln kann es ähnlich gehen wie mit Ameisen in der Küche. Wenn ich nur die einzelne Ameise mit einem Tuch zerdrücke, kommt bald schon die nächste und innerhalb kürzester Zeit sind es Dutzende. Ich muss das Loch verstopfen, wo die Ameisen hineinfinden. Ich muss den Strom unterbrechen. Ganz ähnlich geht es mit der Migräne: Durch häufige symptomatische Behandlung der Attacken können auf Hirn- wie auf Rezeptorebene Verhaltensmuster entstehen, die in eine Chronifizierung führen. Meistens passiert dies nicht in wenigen Wochen, sondern über Monate und Jahre. Es entsteht der sogenannte MÜKS, der Medikamentenübergebrauchs-Kopfschmerz: Es sind die Medikamente selbst, die dann den Schmerz auslösen und unterhalten. Wer diese problematische Situation vermeiden will, kontrolliert seine Medikamenteneinnahme und lässt sich von Fachpersonen dabei helfen, andere Methoden zur Verbesserung der Migränesituation zu finden.

Migräne – Praktisches und Theoretisches zur Behandlung und Bewältigung

Die drei Säulen der Migränebehandlung

Die Migränebehandlung basiert sinnvollerweise auf drei Säulen – wie unsere Altersvorsorge in der Schweiz mit AHV (Alters- und Hinterlassenenversicherung), Pensionskasse und privater Vorsorge (3. Säule). Das Fundament bildet eine korrekte Diagnose und das Dach die richtige und wichtige Information sowie das Wissen über die eigene Krankheit.

Mit der ersten Säule sind die *Akutmittel* gemeint, die wie die AHV gewissermaßen für den Lebensunterhalt sorgen. Wenn ich nur ganz selten Kopfschmerzen habe, kann es reichen, die richtigen Medikamente im richtigen Moment zur Hand zu haben.

Sobald ich mehr Ausgaben respektive Schmerzbelastungen habe, bin ich auch auf die zweite Säule, also die Pensionskasse respektive die *Prävention*, angewiesen: Die medikamentöse Prophylaxe kann personalisiert auf die Betroffenen abgestimmt werden. Es gibt unterdessen neue Medikamente, die spezifisch für die prophylaktische Migränebehandlung entwickelt wurden. Auch aus der variablen dritten Säule fließt Geld respektive Unterstützung. Hier denken wir an alle *nichtmedikamentösen Maßnahmen.* Diese können äußerst wirksam sein, sind in der Regel gut verträglich und ohne Nebenwirkung, aber sie kosten Zeit und persönliches Engagement der Migränebetroffenen!

Die drei Säulen oder Grundpfeiler können je nach Stärke und Ausprägung der Kopfschmerzen mehr oder weniger ausgebaut werden (▶ Abb. 4).

Diagnose

Die Diagnose aller sogenannt primären Kopfschmerzen, also auch der Migräne, fundiert auf der persönlichen Geschichte der Betroffenen, hierbei spielen vor allem die Muster des Auftretens, die Lokalisation und Stärke der Schmerzen, wie auch die Begleitsymptome eine zentrale Rolle.

Warnsymptome (»Red Flags«) müssen früh erkannt und weiter abgeklärt werden, da ihnen potenziell gefährliche Erkrankungen zugrunde liegen können. Glücklicherweise sind die gefährlichen Kopfschmerzen eher selten. Zur Diagnose der primären Kopfschmerzen gehört auch eine diesbezüglich normale klinische Untersuchung.

Die Dokumentation der Kopfschmerzen in einem Tagebuch, einem Kalender oder einer App kann dabei unterstützen, diese Muster, aber auch das Leiden zu erfassen. Im weiteren Verlauf spielt der Kalender auch eine Rolle, um die Wirksamkeit, den fehlenden Effekt, aber auch allfällige Nebenwirkungen der Medikamente zu dokumentieren und im Verlauf der Behandlung entsprechende Anpassungen vorzunehmen.

Information

Information zu ihrer Erkrankung ist für Betroffene wichtig. Dies gilt insbesondere auch für Migränepatientinnen. Entscheidend ist, dass man auf korrekte Information trifft und nicht »Fake News« aufsitzt. Gerade bei einer Krankheit wie Migräne, wo auch Placebo-Effekte bedeutend sind, kommt es vor, dass viel geschrieben und empfohlen wird. Seien Sie zurückhaltend, wenn Heilung versprochen wird oder die empfohlenen Maßnahmen teuer, aufwändig oder gefährlich klingen.

Anbei einige nützliche Links:

- Schweizerische Kopfwehgesellschaft: www.headache.ch
- Deutsche Migräne- und Kopfschmerz-Gesellschaft: www.dmkg.de
- Österreichische Kopfschmerzgesellschaft: www.oeksg.at
- European Headache Federation: www.ehf-headache.com
- International Headache Society: www.ihs-headache.org
- Internationale Kopfschmerzklassifikation: www.ichd-3.org

Selbsthilfeorganisationen:

- MigräneLiga: www.migraeneliga.de
- Migraine Action: www.migraineaction.ch
- Selbsthilfegruppe Kopfweh: www.shgkopfweh.at
- www.lebenmitschmerz.ch/kopfschmerzen

Die erste Säule: Akutbehandlung

Die meisten Patientinnen und Patienten wünschen sich ein Medikament, welches ein rasches Funktionieren im (Berufs-)Alltag möglich macht. Dies können Schmerzmittel (Analgetika, NSAR), spezifische Migränemittel (Triptane, Ditane, Gepante) oder Kombinationen sein. Wichtig erscheint eine gezielte, möglichst frühe Abgabe, wobei eine Behandlung längerfristig nicht zehn Tage pro Monat überschreiten sollte (dies gilt vor allem für Triptane, Schmerzmittel und Opiate). Auch lokal aufgetragenes Pfefferminzöl hat in Studien eine Wirkung gezeigt.

Die zweite Säule: Medikamentöse Prophylaxe

Zur prophylaktischen Behandlung der Migräne gibt es einerseits ältere Medikamente, welche schon viele Jahre bekannt sind. Meist wurde bei diesen unspezifischen Therapien eher durch Zufall entdeckt, dass sie auch bei Migräne wirken könnten. In gezielten Studien wurden sie später untersucht und einige davon erhielten dann eine Zulassung zur Therapie der Migräne. Das Hauptproblem sind oft Nebenwirkungen, wie z. B. Konzentrationsstörung oder Gewichtszunahme. Weitere Wirkungen können aber gelegentlich auch gezielt eingesetzt werden, z. B. die Behandlung von hohem Blutdruck oder auch Einschlafstörungen mit entsprechenden Vertretern.

In den letzten Jahren wurden neue Medikamente entwickelt, die auf dem CGRP-Mechanismus basieren, welcher als zentral bei der Entstehung von Migräneschmerzen vor etwa 30 Jahren entdeckt wurde. Die teuren Medikamente sind in den meisten Ländern in ihrer Anwendung noch stark eingeschränkt, sie weisen jedoch eine deutlich bessere Verträglichkeit und eine mindestens so gute, wenn nicht sogar bessere Wirksamkeit als die älteren Substanzen auf.

Für die Behandlung der chronischen Migräne hat auch Onabotulinumtoxin A eine Zulassung in den meisten Ländern.

Die dritte Säule: Nichtmedikamentöse Empfehlungen

Neben den Medikamenten spielen in der Migränetherapie auch nichtmedikamentöse Optionen eine wichtige Rolle. Es ist gut belegt, dass personalisierte und ganzheitliche Ansätze langfristig den besten Erfolg zeigen. Individuelle Verhaltensanpassungen können hierbei positiv auf die Migräne wirken, nicht nur was die einzelne Attacke anbelangt, sondern das Leiden an sich.

Die traditionelle chinesische Medizin basiert nicht auf randomisierten kontrollierten Studien, sondern auf jahrhundertelanger Überlieferung. Was bleibt, ist gut. Auch neue westliche Untersuchungen belegen die Wirksamkeit der Akupunktur in der Kopfschmerzbehandlung (Linde et al., 2016).

Einige neuromodulatorische Verfahren wurden auch für die Migräne untersucht. Hierbei werden in der Regel mit einem wiederkehrenden Stromimpuls ein Nerv oder bestimmte Hirnregionen stimuliert. Die Anforderungen für eine medizinische Registrierung (CE) sind im Vergleich zu den Medikamenten leichter zu erfüllen. Die Verträglichkeit ist in der Regel gut und für verschiedene Geräte liegt wissenschaftliche Evidenz vor (Urits et al., 2020). Die externe Neurostimulation des Trigeminusnervs zeigt in Studien duale Effekte sowohl für die Attacke wie auch als Prävention (▶ Abb. 5). Auch für die Vagusnervstimulation, die transkranielle Gleichstromstimulation und als neuestes sogar für die entfernte (»remote«) Neuromodulation gibt es kontrollierte Studien.

Zur Akutbehandlung kann – v.a. bei Kindern – auch Schlaf oder Entspannung empfohlen werden.

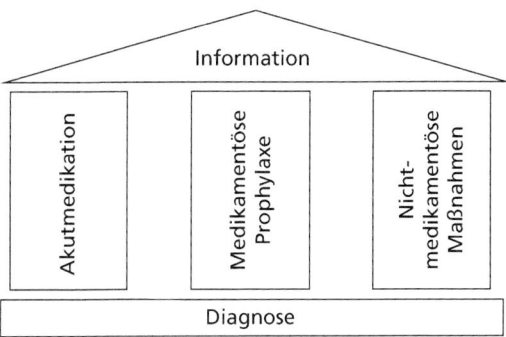

Abb. 4: Die drei Säulen der Migränebehandlung

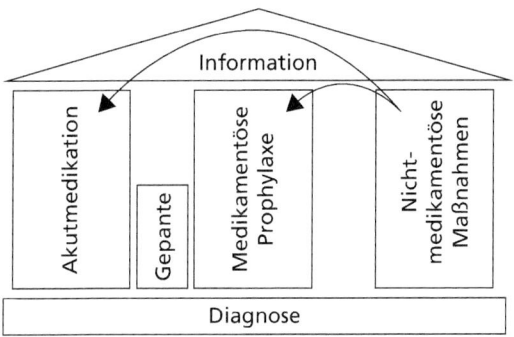

Abb. 5: Die drei Säulen der Migränebehandlung verändern sich.

Werden Sie BEST-Expertin oder -Experte

Zur nichtmedikamentösen Prophylaxe (als Teil der dritten Säule der Migränebehandlung) empfiehlt es sich beispielsweise, die BEST-Strategie zu beachten, d. h. besonders auf die vier Aspekte *B*ewegung, *E*ntspannung, *S*tress – Balance und *T*rigger (BEST) zu achten.

Bewegung

Ein moderates aerobes Ausdauertraining kann die Anzahl der Kopfschmerztage sowie Dauer und Intensität reduzieren. Verschiedene Sportarten können empfohlen werden, z. B. Nordic Walking, leichtes Joggen, Schwimmen, Aerobic und Skilanglauf. Im Vordergrund steht die Freude an der Bewegung, um eine regelmäßige sportliche Betätigung von mindestens 3 x 30–45 Minuten pro Woche im Alltag zu etablieren.

Entspannung (aktiv)

Entspannungstechniken, welche die Betroffenen bewusst und aktiv anwenden, sind sicherlich gegenüber passiver Entspannung, wie z. B. einem warmen Bad, zu bevorzugen. Zu den effektiven Möglichkeiten gehören verschiedene Techniken wie Autogenes Training, Progressive Muskelrelaxation, Yoga, Achtsamkeitsübungen. Viele sind auch über Apps oder Videos erlernbar.

Stress – Balance

Das Migränegehirn hat Schwierigkeiten, mit Unregelmäßigkeit, Unvorhergesehenem und Überforderung umzugehen, einfach gesagt: mit Stress. Entsprechend wäre die Empfehlung, einen regelmäßigen Tagesablauf einzuhalten: gleichmäßige Bett- und Essenszeiten, auch am Wochenende, regelmäßige Pausen, ausreichend Flüssigkeit. Es gilt, die innere Ökonomie regelmäßig zu überprüfen – Balance zu finden. Allenfalls kann ein Coaching in Form einer kognitiven Verhaltenstherapie hilfreich sein.

Trigger

Die einzelne Attacke wird wahrscheinlich durch gewisse Faktoren ausgelöst (getriggert), wobei diese nicht immer ersichtlich sind und sowohl von innen wie von außen kommen können. Wichtig bleibt jedoch, Trigger von Vorsymptomen der Migräne, wie z. B. Reizüberempfindlichkeit, Stimmungsschwankungen, Hungerattacken zu unterscheiden. Zu typischen Auslösern gehören z. B. Hormonschwankungen (Östrogenabfall), Alkohol und gewisse gefäßerweiternde Medikamente. Viele andere Trigger, wie spezielle Nahrungsmittel und Duftstoffe, halten der wissenschaftlichen Überprüfung bisher nicht Stand. Der 3E-Ansatz bewährt sich in der Praxis: experimentieren – eindeutige Trigger eliminieren (vermeiden) – sich (nicht eindeutigen) Triggern exponieren (Martin et al., 2021).

Tab. 1: Der 3E-Ansatz: Experimentieren, Eliminieren und Exponieren

Experimentieren	Führen Sie ein Tagebuch für einige Wochen, notieren Sie Besonderheiten, die Ihnen vor den Migränekopfschmerzen aufgefallen sind.
Eliminieren	Sollten sich eindeutige Trigger (auslösende Faktoren) finden, wie z. B. langes Ausschlafen, Alkohol etc., ist es sinnvoll, diese zu vermeiden.
Exponieren	Die meisten Faktoren, die Sie notieren, werden keine eindeutigen Trigger sein, allenfalls sogar eher Vorsymptome der Migräne. Entsprechend müssen diese nicht vermieden, sondern ein besserer Umgang (Coping) gefunden werden.

Migräneslogans III:
Therapeutische Empfehlungen

Personalisierte Therapie
Die »evidenzbasierte Medizin« schließt neben den Studienresultaten immer auch die Erfahrung der behandelnden Ärztinnen und Ärzte sowie die Wünsche der Patientinnen mit ein (Sackett et al., 1996). Entsprechend dürfen wir nicht außer Acht lassen, dass vor uns ein »Individuum« sitzt und nicht die gesamte Studienpopulation. Es kann somit durchwegs sinnvoll sein, ein Medikament zu wählen, das dem Patienten einen zusätzlichen Vorteil bringt (Gantenbein & Sándor, 2013). Bei einem hohen Blutdruck fällt die Wahl auf ein Blutdruckmittel mit migräneprophylaktischen Eigenschaften, bei Migräne, verbunden mit Schlafstörungen, ist es ein schlafanstoßendes Medikament. Es ist jedem klar, dass »zwei Fliegen auf einen Schlag« Vorteile bringen. Migränetherapie ist »personalisierte Medizin«.

Den Alltag bewältigen
Die ICD ist die »International Classification of Diseases«. In dieser Klassifikation der WHO (Weltgesundheitsorganisation) sind die allermeisten Krankheiten anhand von Kriterien aufgeführt. Die WHO kennt eine weitere Klassifikation, die »International Classification of functioning« (ICF). Nach Maßgabe der ICD ist man entsprechend krank oder gesund, gemäß ICF funktioniert man im Alltag oder eben nicht. Das Hauptziel jeder Patientin, jedes Patienten ist es, wieder »gesund« zu werden. Gerade bei Schmerzstörungen ist dies jedoch meist nicht möglich. Trotz der Schmerzkrankheit können die Betroffenen jedoch alles daransetzen, im Alltag zu funktionieren (▶ Abb. 6).

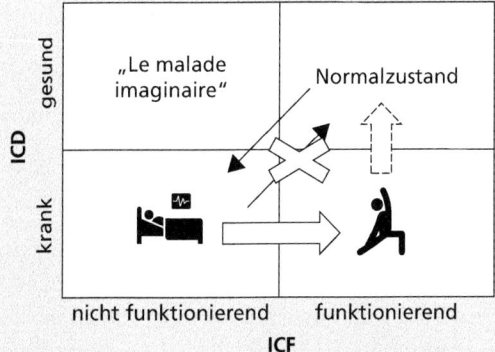

Abb. 6: Bei den meisten chronischen Schmerzerkrankungen ist der direkte Weg zurück in den Normalzustand nicht möglich. Über den Umweg »Funktionieren trotz der Schmerzen« kann es langfristig jedoch möglich werden.
ICD = International Classification of Diseases; ICF = International Classification of Functioning

Das Fußballmatch gegen den Schmerz

Es mag sein, dass Ihnen ihr aktuelles schmerzgeplagtes Leben vorkommt wie ein Cupspiel eines Viertligisten gegen ein Champions-League-Team: keine Chance! Es ist aber möglich, Ihr Team zu trainieren, vielleicht können Sie sogar den einen oder anderen Spieler dazukaufen. Sie werden besser, Sie spielen zusammen, Sie bilden ein Team. Am Ende zählt auch nicht das Resultat, sondern der olympische Gedanke: »Mitmachen ist alles.« Und schließlich gibt es immer wieder einen »Underdog«, der Cupsieger oder sogar Weltmeister wird.

Hit hard or don't hit at all

Theodor Roosevelt wird das Zitat zugeschrieben: »Don't hit at all if it is honorably possible to avoid hitting; but never hit soft.« Und auch schon Paracelsus wusste: »Die Dosis ist entscheidend.« Zahlreiche Forschungsstudien belegen, dass eine höhere Schmerzmitteldosis auch eine bessere Wirkung erzielt. Deshalb sollte zu Beginn des Migräneanfalls – gute Verträglichkeit vorausgesetzt – eine möglichst wirksame und entsprechend hohe Dosis verwendet werden. Weil wir wissen, dass häufige

Schmerzmitteleinnahmen zu einer Chronifizierung von primären Kopfschmerzen führen können, lautet die Empfehlung: »Es ist besser, eine Attacke mit hoher Dosis zu beenden, als die Kopfschmerzen mit vielen kleinen Gaben – die dann doch nicht helfen – in die Länge zu ziehen.«

Lösche den Brand, solange er klein ist
Wer aufpasst und Glück hat, kann den Küchenbrand im Keim ersticken. Nichts anderes sollte auch bei der Migräne geschehen. Die Studienlage spricht klar für eine frühe Behandlung mit Triptanen (Diener et al., 2022). Aber natürlich ist es wichtig, dass die Feuerwehr nicht zu oft kommen muss, das heißt, wenn jemand nicht sicher ist, ob die Kopfschmerzen auch wirklich zu einer Migräne werden oder sich nicht doch nach ein paar Stunden von alleine bessern, dann ist sicherlich Vorsicht geboten.

Start low, go slow
Betont langsames Einschleichen der Medikamente mit einer langsamen Steigerung der Dosis hilft besonders bei der Migräneprophylaxe. Diese allgemeine Behandlungsstrategie wird auch über die Neurologie hinaus angewandt und bietet dem Körper vor allem Möglichkeiten, was die Verträglichkeit, aber auch höhere Dosierungen angeht. Bei Migränepatientinnen ist oft die Verträglichkeit der Medikamente, insbesondere an den Tagen ohne Kopfschmerzen, limitierend für die Therapie. Als mögliche Erklärung kann hier dienen, dass die Habituation – die Gewöhnung – in der Verarbeitung von Sinnesinformationen verschiedener Modalitäten bei Migränepatienten eingeschränkt ist (Harriott & Schwedt, 2014).

Die Schokolade ist es nicht
Nathaniel Blau hat 1992 die Migränephasen beschrieben. Bereits vor dem Schmerz beginnen eine Reizüberempfindlichkeit sowie verschiedene Vorsymptome. Teilweise kann die Migräneattacke somit einen bis zwei Tage vor den eigentlichen Kopfschmerzen beginnen (Giffin et al., 2003). Kann ich in dieser Phase durch das Vermeiden eines vermeint-

lichen Triggers den Ausbruch noch vermeiden? Die Forschung steckt bezüglich dieser Phase noch in den Kinderschuhen. Offensichtlich erscheint, dass Licht- oder Geruchsreize nicht eigentliche Trigger darstellen, sondern viel mehr eine »Vorwarnung« sein können. Die Geschichte mit der Schokolade als Migräneauslöser ist längst überholt. Bezüglich des Umgangs mit Triggern empfiehlt sich ein 3E-Ansatz: *Experimentieren* – eindeutige Trigger *Eliminieren* respektive meiden – sich vermeintlichen Triggern *Exponieren* (▶ Kap. Werden Sie Best-Expertin oder -Experte).

Lob der Grautöne – »Fifty shades of grey«
(Kopf-)Schmerzpatienten neigen oft dazu, an guten Tagen sehr viel zu unternehmen und dafür an schlechten Tagen im Bett zu bleiben. Dieses Schwarz-weiß-Verhalten ist jedoch nicht ideal. Die Betroffenen sollten lernen, mit Graustufen umzugehen, also auch an schlechten Tagen etwas zu tun, vor allem Therapien zu nutzen, und dafür an guten Tagen nicht über die Stränge zu schlagen.

Neinsagen bringt's
Auch wenn Nein sagen oft Überwindung kostet, ist es wichtig, sich abzugrenzen, auf bereits laufende Projekte zu fokussieren, statt sich immer Neues aufzuladen. Migränepatientinnen scheint dies oft schwer zu fallen – wie unsere langjährige Erfahrung in der stationären Migränetherapie zeigt.

Warum nicht das Triggern üben?
In der Behandlung von Ängsten oder Allergien ist die »Desensibilisierung« längst angekommen. Soll ich nie mehr fliegen oder kann ich mich schrittweise daran gewöhnen? In der Erörterung der Migränebehandlung lesen Sie weiterhin über alle möglichen Trigger und deren Vermeidung. Aber kann die Vermeidung nicht zusätzlich zu Stress führen? Eine Studie von Professor Paul R. Martin weist darauf hin, dass der Umgang mit Triggern, das Gewöhnen an sie, deutlich sinnvoller sein kann als deren Vermeidung (Martin et al., 2021).

Migräne-ABC

Aura
Etwa 10–15 Prozent der Migränebetroffenen haben zusätzlich eine Aura. Diese vorübergehende neurologische Störung beginnt meist vor den Kopfschmerzen oder kann auch isoliert auftreten. Am häufigsten sind Sehstörungen, die sich langsam ausbreiten, aber auch halbseitige, wandernde Sensibilitätsstörungen, Lähmungserscheinungen oder Sprachstörungen kommen vor.

Brille
Migränekopfschmerzen sind häufig und beginnen meist im Kindes- oder Jugendalter. Oft erfolgen zuerst Abklärungen bei Optikern, Zahnärzten oder ORL-Ärzten, bevor Neurologinnen oder Kopfschmerzspezialisten aufgesucht werden. Gerade die typischen, sich wiederholenden episodischen Muster lassen sich in der Regel nicht mit Dauerzuständen wie einer Sehschwäche oder vorübergehenden Entzündungen der Zähne oder Nasennebenhöhlen korrelieren.

Chronisch
Der Begriff chronisch bezieht sich bei den primären Kopfschmerzen nicht auf die mehrjährige Dauer des Leidens, sondern es wurde arbiträr festgelegt, dass die primären Kopfschmerzen nur dann als chronisch gelten, wenn die Betroffenen 15 oder mehr Tage im Monat daran leiden.

Diät
Bisher konnten keine klaren Zusammenhänge zwischen einzelnen Nahrungsmitteln, Gluten- oder Histamin-Unverträglichkeiten und Migräne

belegt werden. Einzig Alkohol, bereits in kleinen Mengen, ist in vielen Fällen ein verlässlicher Auslöser (Trigger) einer Migräneattacke.

Evidenz
Die evidenzbasierte Medizin wurde in den frühen 1990er Jahren begründet. Die Therapieentscheidung entsteht entsprechend aus einem Zusammenspiel der Studienlage, d. h. dem aktuellen Wissensstand der klinischen Forschung, der individuellen ärztlichen Erfahrung und den Präferenzen des mündigen Patienten, der mündigen Patientin. Heute werden die Therapieentscheide denn auch im »shared decision making« gefällt.

Frühzeitig
Gerade für die Triptane gilt, dass sie frühzeitig in der Kopfschmerzattacke eingenommen werden sollen. Wenn die Attacke voll ausgeprägt ist, werden sie oft im Magen und Darm nicht mehr gut aufgenommen. Jedoch sollten die Triptane nicht bereits während der Aura angewendet werden, da sie dann schlechter wirken.

Genetik
Die Migräne kommt in manchen Familien gehäuft vor, eine genetische Grundlage ist somit naheliegend. Einige Genvarianten und Risikogene sind inzwischen bekannt, diese sind jedoch sehr heterogen verteilt.

Häufigkeit
Die Migräne gehört zu den häufigsten neurologischen Krankheiten. Mit einer Jahresprävalenz von 10–15 Prozent kann mit etwa 1 Million Betroffenen in der Schweiz und etwa 10 Millionen Betroffenen in Deutschland gerechnet werden. Hierbei gilt es zu beachten, dass glücklicherweise bis zu 90 Prozent eher seltener, d. h. an maximal vier Tagen pro Monat, Kopfschmerzen haben und entsprechend weniger stark eingeschränkt sind.

ICHD-3
Die International Classification of Headache Disorders steht in der dritten Auflage zur Verfügung und dient seit bald 40 Jahren zur Einteilung der nahezu 300 verschiedenen Arten von primären und sekundären Kopfschmerzen sowie Neuralgien. Migräne, Spannungstypkopfschmerzen,

Clusterkopfschmerz und MÜKS machen wiederum 90–95 Prozent der weltweit vorhandenen Kopfschmerztypen aus.

Jahreszeit
Bei den Clusterkopfschmerzen ist eine jahreszeitliche Häufung der Episoden (im Frühling und Herbst) nicht ungewöhnlich. Auch Migränepatientinnen berichten oft über Schwankungen in der Ausprägung, wobei meist die dunkleren Wintermonate, wenn auch die Stimmung generell sinken/schwanken kann, schlechter sind und Frühling und Sommer besser.

Kaffee
Kaffee (mit Zitrone) gilt als altes, bewährtes Hausmittel gegen Migräne. Auch die gleichzeitige Einnahme von Kaffee mit gewissen Schmerzmitteln oder der Zusatz zu gewissen Schmerzmitteln kann den Effekt verstärken. Andererseits kann v. a. bei hohem Konsum der nächtliche Koffeinentzug auch Kopfschmerz auslösen.

Leitlinien
Die Therapie der Migräne und anderer Kopfschmerzen soll sich immer in Absprache mit Ärzten oder Apothekerinnen nach Leitlinien orientieren. Die DGN (Deutsche Gesellschaft für Neurologie) bietet eine breite Sammlung an entsprechenden Schriftstücken.

MÜKS (Medikamenten-Übergebrauchs-Kopfschmerz)
Bei zu häufigem Gebrauch an Akutmitteln gegen Migräne kann ein chronischer Kopfschmerz entstehen. Hierbei ist es wichtig, dass weder den Betroffenen noch den Ärzten eine Schuld zugesprochen wird, sondern ganz einfach das Problem erkannt und eine Behandlung eingeleitet wird. Neben der Information sind auch eine Akutmittelpause oder eine Therapie mit den neuen Medikamenten (CGRP-Antikörper) die richtigen Empfehlungen.

Nächtliche Kopfschmerzen
Von der Migräne wird man in der Regel nicht mitten in der Nacht geweckt. Eher wacht man in den frühen Morgenstunden damit auf und ist

dann schon mitten in der Attacke, mit entsprechend verminderter Wirkung der Akutmittel. Der schlafgebundene Kopfschmerz (»hypnic headache«), welcher vermehrt bei Frauen ab dem 50. Lebensjahr auftritt, aber auch Clusterkopfschmerzen sind dafür bekannt, dass sie einen pünktlich wie ein Wecker aus dem Schlaf holen.

Opiate
Opioide und Opiate sollten zur Behandlung von primären Kopfschmerzen unbedingt vermieden werden. In den USA besteht diesbezüglich ein großes Problem, eine regelrechte Opiatkrise.

Placebo
Der Placebo-Effekt in der Migränetherapie ist nicht gering, was in zahlreichen Medikamentenstudien deutlich wird. Placebo-Effekte sollen auch in der Behandlung durchaus genutzt werden, aber nur, wenn die Therapie ausreichend erforscht ist und einen überlegenen Nutzen zeigte.

Q10
Coenzym Q10, Vitamin B2 und Magnesium sind in der Regel gut verträgliche Nahrungsergänzungsmittel, die allein oder in Kombination zur Migräneprophylaxe eingesetzt werden können.

Red Flags – Warnsymptome
Kopfschmerzen sind zwar eher selten Zeichen einer lebensbedrohlichen Erkrankung. Begleitendes Fieber kann z. B. auf eine Infektion hindeuten, plötzliches und kaum stillbares Erbrechen auf eine Hirndruckerhöhung. Zu den Warnsymptomen, sogenannten »Red Flags«, gehören auch ein nie gekannter Kopfschmerz, die Änderung von bekannten Mustern, aber auch Kopfschmerzen, die nicht mehr aufhören und immer stärker werden oder im Alter erstmalig auftreten.

Samstag
Am Samstag leiden statistisch die meisten Migränikerinnen und Migräniker. Eine Erklärung kann sein, dass sie am Freitag später ins Bett gehen oder länger ausschlafen, aber auch, dass der Arbeitsstress der Woche nachlässt.

Trigeminoautonome Kopfschmerzen
Den Cluster-Kopfschmerzen und Verwandten ist gemeinsam, dass es sich in der Regel um streng einseitige, stärkste Schmerzen handelt, welche von den typischen trigeminoautonomen Symptomen (Tränenfluss, gerötetes Auge, laufende oder verstopfte Nase) begleitet werden.

Ursache
Migräne ist eine Störung in der zentralen Schmerz- und Reizverarbeitung. Neben dem Hirnstamm, einem der ältesten Teile unseres Gehirns, spielen auch Thalamus, Hypothalamus und der Trigeminusnerv eine wichtige Rolle. Das Gehirn von Betroffenen reagiert auch empfindlicher und heftiger auf Reize, die Reizverarbeitung kostet mehr Energie. Das Migränehirn läuft also auf Hochtouren, dreht deshalb aber ab und an im roten Bereich. Warum das so ist, weiß man noch nicht genau. Doch gibt es gewisse Gene, die Migräne begünstigen. Die Krankheit kommt in manchen Familien gehäuft vor. Frauen sind dreimal häufiger betroffen als Männer, weil Hormone auslösende Faktoren sein können. Sicherlich spielen hingegen psychische und seelische Ursachen oder Veränderung der Gefäßdurchmesser keine entscheidende Rolle.

Vorboten
Die Prodromalphase der Migräne ist seit langem bekannt, aber immer noch schlecht untersucht. Gelegentlich merken Betroffene durch Gereiztheit, vermehrtes Gähnen, aber auch beginnende Reizüberempfindlichkeit oder Lust auf Süßes (»craving«), dass eine Attacke naht. Es ist therapeutisch wichtig, diese Vorboten nicht fälschlicherweise als Trigger zu interpretieren: man würde vergebens versuchen, sie zu vermeiden.

Wetter
Trotz unterschiedlichen klimatischen Bedingungen ist die Prävalenz der Migräne auf der ganzen Welt sehr ähnlich. Viele Betroffene geben das Wetter trotzdem als häufigen Auslöser der Attacken an. Bis heute gibt es jedoch keine Studien, die einen Zusammenhang für größere Gruppen belegen.

X-Ray
In der Diagnostik und Abklärung von Kopfschmerzen haben bildgebende Untersuchungen einen untergeordneten Stellenwert. Röntgenuntersuchungen (x-ray) oder Computertomographien sollten nur im Notfall bei Verdacht auf Fraktur oder Blutung angewendet werden. Bei ungewöhnlicher Kopfschmerzpräsentation oder entsprechenden Warnsymptomen kann sich allenfalls eine Magnetresonanztomographie (MRI/MRT) zur Ausschlussdiagnostik anbieten.

Yang und Ying
Die Akupunktur ist eine wirksame und in der Regel gut verträgliche Therapie für die Migräne. Das Qi (die Energie) soll in der der traditionellen chinesischen Medizin zugrundeliegenden Philosophie im Gleichgewicht behalten werden.

Zyklus
Frauen sind in der hormonell aktiven Phase etwa 3- bis 4-mal so häufig von Migräne betroffen wie Männer. Bei einigen werden dann auch während der Menstruation, meist durch den Östrogenabfall, starke Attacken ausgelöst (menstruelle oder menstruationsassoziierte Migräne). Die Behandlung kann teilweise schwierig sein, wobei sich Gelbkörperhormon-Präparate als Kontrazeption anbieten. Insbesondere bei der Migräne mit Aura sollte hingegen auf östrogenhaltige Therapien verzichtet werden, da sich dadurch das Herzinfarkt- und Schlaganfallrisiko erhöhen kann.

Literatur

Coppola, G., Di Lorenzo, C., Schoenen, J., et al. (2013). Habituation and sensitization in primary headaches. *Journal of Headache and Pain, 14*(1), 65.

Diener, H. C., Förderreuther, S., Kropp, P., et al. (2022). Therapie der Migräneattacke und Prophylaxe der Migräne, S1-Leitlinie, in: Deutsche Gesellschaft für Neurologie (Hrsg.), *Leitlinien für Diagnostik und Therapie in der Neurologie.* www.dgn.org/leitlinien (abgerufen am 07.07.2023).

DMKG, 2021. *Pressemitteilung:* www.dmkg.de/files/dmkg.de/Presse/Pressemittei lung_17.3.2021.pdf (abgerufen am 07.07.2023).

Gantenbein, A. R., & Sándor, P. S. (2013). Evidenzbasierte Migränetherapie. *Schweizer Zeitschrift für Psychiatrie & Neurologie, 1,* 8–12.

Gantenbein, A. R., Sándor, P. S., Fritschy, J., et al. (2013). Sensory information processing may be neuroenergetically more demanding in migraine patients. *Neuroreport, 24*(4), 202–205.

Giffin, N. J., Ruggiero, L., Lipton, R. B. et al. (2003). Premonitory symptoms in migraine: an electronic diary study. *Neurology, 60*(6), 935–940.

Gross, E. C., Lisicki, M., Fischer, D., et al. (2019). The metabolic face of migraine – from pathophysiology to treatment. *Nature Reviews Neurology, 15*(11), 627–643.

Harriott, A. M., & Schwedt, T. J. (2014). Migraine is associated with altered processing of sensory stimuli. *Current Pain and Headache Reports, 18*(11), 458.

Hayes, S. C., Barnes-Holmes, D., & Roche, B. (2001). *Relational Frame Theory: A Post-Skinnerian account of human language and cognition.* Plenum Press, New York.

IASP, 2020 www.iasp-pain.org/publications/iasp-news/iasp-announces-revised-defini tion-of-pain/ (abgerufen am 07.07.2023).

Linde, K., Allais, G., Brinkhaus, B., et al. (2016). Acupuncture for the prevention of episodic migraine. *Cochrane Database Syst Rev, 2016*(6), CD001218.

Martin, P. R., Reece, J., MacKenzie, S., et al. (2021). Integrating headache trigger management strategies into cognitive-behavioral therapy: A randomized controlled trial. *Health Psychology, 40*(10), 674–685.

Sackett D. L., Rosenberg W. M., Gray J. A., et al. (1996). Evidence based medicine: what it is and what it isn't. *BMJ, 312*(7023), 71–72.

Sándor P. S., & Gantenbein A. R. (2015). Praxisrelevante Denkwerkzeuge für die Migränebehandlung. *Schweizer Zeitschrift für Psychiatrie & Neurologie, 4,* 21–22.

Schulte, L. H., & May, A. (2016). The migraine generator revisited: continuous scanning of the migraine cycle over 30 days and three spontaneous attacks. *Brain, 139*(Pt 7), 1987–1993.

Urits, I., Schwartz, R., Smoots, D., et al. (2020). Peripheral Neuromodulation for the Management of Headache. *Anesthesia and Pain Medicine, 10*(6), e110515.

Dank

Die Migräneslogans sind auf den zahlreichen Visiten und Rapporten im Zurzacher Kopfschmerzprogramm entstanden. Ich möchte mich besonders bei den ärztlichen Kollegen Prof. Dr. med. Peter Sandor und Dr. med. Katja Komossa sowie Prof. Dr. med., Dr. TCM Yiming Li und Dr. TCM Saroj Pradhan bedanken. Aber auch beim ganzen therapeutischen Team unter der Leitung von Monika Zemp (Neuropsychologie), Tina Wendler (Physiotherapie) und Johannes Tröndle (Pflege). Für die Gedanken zu den nichtmedikamentösen Möglichkeiten schätze ich den Austausch mit Dr. med. Nina Bischoff, Inselspital Bern. Ein großer Dank gebührt auch Prof. Dr. med. Hans Christoph Diener für sein Geleitwort.

Wir möchten uns besonders bedanken für die herzliche Aufnahme beim Kohlhammer Verlag durch Dr. Carmen Rommel und Anita Brutler. Julius Jansen gebührt unser großer Dank für die angenehme Zusammenarbeit beim Lektorieren.

Dieses Buch widmen wir unseren Familien. Sie sind unsere Inspiration und unsere Stütze, ihnen danken wir für ihr Interesse und ihre Geduld.

Die Autorin und der Autor

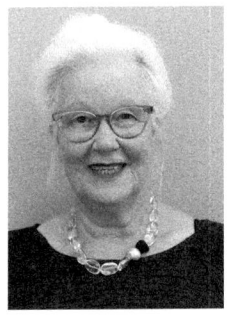

Praxedis Kaspar-Schmid, geboren 1950 in St. Gallen, CH, lebt mit ihrem Ehemann, dem Autoren und Sprachwissenschaftler Christian Schmid, in Schaffhausen. Sie hat zwei erwachsene Söhne. Von 1973 bis 2014 war sie Redakteurin und Journalistin bei verschiedenen Schweizer Zeitungen, seit 2014 ist sie freie Journalistin und Autorin. Praxedis Kaspar lebt seit 1965 mit schwerer Migräne. Sie wurde mit dem Vera-Piller-Poesiepreis (1988) und dem Journalistenpreis des Schaffhauser Pressevereins (2014) ausgezeichnet.

Buchpublikationen:

- »Schaffhausen: Stadtporträt«, AS-Verlag, 2000.
- »Wildermann«, Verlag Appenzeller Volksfreund, 1998, 4. Auflage 2022.
- »Palimpsest«, Gedichte, alla chiara fonte, 2013.

Die Autorin und der Autor

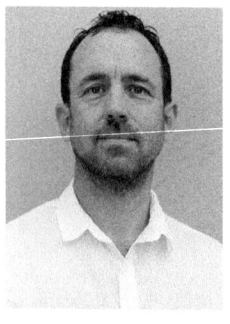

Andreas Rudolf Gantenbein, Prof. Dr. med., studierte Humanmedizin an der Universität Zürich von 1996 bis 2002. Nach dem Staatsexamen arbeitete er am Institute of Neurology, Queen Square in London. Den Facharzttitel Neurologie erhielt er 2010 nach breiter klinischer Ausbildung in der RehaClinic Bad Zurzach, im Kantonsspital Aarau und der Klinik für Neurologie am Universitäts-Spital Zürich. Ab Mai 2010 übernahm er dort die Leitung der Kopfwehsprechstunde. Im Juli 2012 wechselte er zu RehaClinic/ZURZACH Care, vorerst als Leitender Arzt und von 2015 bis 2021 als Chefarzt der Neurologie und Neurorehabilitation. Seit dem Studium liegt der Forschungsschwerpunkt von Andreas Gantenbein im Bereich von Migräne und Kopfschmerzen, insbesondere der Versorgungsforschung. Er erhielt im August 2014 die Venia Legendi der Universität Zürich für seine Arbeiten über interdisziplinäre Kopfschmerzversorgung in der Schweiz und im Dezember 2021 die Titularprofessur. Seit September 2021 betreut er die stationären Kopfschmerzprogramme und verschiedene Forschungsprojekte in der Rehaklinik in Bad Zurzach und ist daneben in eigener Praxis in Bülach tätig. Andreas Gantenbein ist verheiratet mit einer Ärztin und Vater von vier Kindern.